W0263773

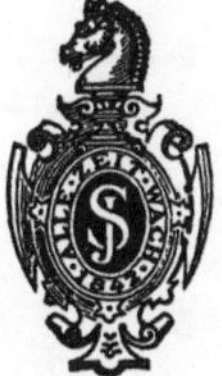

F. W. Gierhake

Postoperative Wundheilungsstörungen

Untersuchungen zur Statistik,
Ätiologie und Prophylaxe

In Zusammenarbeit mit
H. Brandis · K. Hoffmann · K. Zimmermann

Mit 15 Abbildungen

Springer-Verlag
Berlin · Heidelberg · New York 1970

ISBN-13: 978-3-540-04826-8   e-ISBN-13: 978-3-642-95142-8
DOI: 10.1007/ 978-3-642-95142-8

Das Werk ist urheberrechtlich geschützt. Die dadurch begründeten Rechte, insbesondere
die der Übersetzung, des Nachdruckes, der Entnahme von Abbildungen, der Funksen-
dung, der Wiedergabe auf photomechanischem oder ähnlichem Wege und der Speicherung
in Datenverarbeitungsanlagen bleiben, auch bei nur auszugsweiser Verwertung, vorbe-
halten.
Bei Vervielfältigungen für gewerbliche Zwecke ist gemäß § 54 UrhG eine Vergütung an
den Verlag zu zahlen, deren Höhe mit dem Verlag zu vereinbaren ist.
© by Springer-Verlag Berlin   Heidelberg 1970. Library of Congress Catalog Card
Number 72-119450.
Softcover reprint of the hardcover 1st edition 1970
Die Wiedergabe von Gebrauchsnamen, Handelsnamen, Warenbezeichnungen usw. in diesem Werk berechtigt auch ohne besondere Kennzeichnung nicht zu der Annahme, daß
solche Namen im Sinne der Warenzeichen- und Markenschutz-Gesetzgebung als frei zu
betrachten wären und daher von jedermann benutzt werden dürften. Titel-Nr. 1680

Inhaltsverzeichnis

Danksagung

Die Untersuchung wurde mit Unterstützung der Deutschen Forschungsgemeinschaft durchgeführt.

Besonderer Dank gebührt Fräulein INGRID RUSCHER, deren Umsicht, Geschick und Einsatzbereitschaft wesentlich zum Gelingen beitrugen.

Anschriftenverzeichnis

F. W. Gierhake Priv.-Doz. Dr. med.
Oberarzt an der Chirurgischen Klinik
der Universität Gießen

H. Brandis Professor Dr. med.
Direktor des Instituts für Medizinische Mikrobiologie
und Immunologie der Universität Bonn
Leiter des Nationalen Referenzlabors
für Staphylokokkenlysotypie

K. Hoffmann Priv.-Doz. Dr. med.
Direktor des Hygienisch-bakteriologischen Landes-
untersuchungsamtes „Nordrhein" in Düsseldorf

K. Zimmermann Dr. med.
Chirurgische Klinik der Universität Gießen

I. Aktuelle Probleme der gestörten postoperativen Wundheilung

Wundinfektionen nach chirurgischen Eingriffen waren vor Lister die Regel und führten bei mehr als der Hälfte der Operierten zum Tode durch Pyämie [93, 108]. Heute, ein Jahrhundert nach Einführung der Antisepsis und rund acht Jahrzehnte nach Entwicklung der Asepsis [12, 36, 95, 122, 145], ist die gestörte Wundheilung immer noch eine nicht seltene Komplikation, deren Bedeutung jedem Chirurgen bekannt ist. Erfahrene Beobachter äußerten die Ansicht, daß der Prozentsatz postoperativer Wundheilungsstörungen seit der Jahrhundertwende konstant geblieben sei [62, 131]. Die Entdeckung der Antibiotica hat nach überwiegender Meinung zu keiner Verbesserung der Wundheilung geführt [2, 3, 19, 27, 75, 105, 118, 131]; zeitweise tauchten sogar Berichte über eine Zunahme der Wundinfektionen unter antibiotischer Prophylaxe auf [76, 153], deren Ursache das Auftreten antibioticaresistenter Hospitalstaphylokokken sein sollte [54].

Zahlreiche Untersuchungen haben sich immer wieder mit den möglichen Ursachen der gestörten Wundheilung befaßt.

Dabei galten viele Bemühungen der bakteriologischen Seite des Problems. Kaum weniger zahlreich dürften jedoch Versuche gewesen sein, die Wirkung nichtbakterieller Einflüsse auf Förderung oder Hemmung der Wundheilung aufzuklären. Anlaß zur Suche nach nichtbakteriellen Ursachen der Wundheilungsstörung boten u. a. folgende Fakten:

1. Klinische Beobachtungen zeigen immer wieder, daß auch dann Infektionen auftreten können, wenn anscheinend alle Regeln der Asepsis beachtet wurden. 2. Störungen der Wundheilung treten häufig nicht als eitrige Infektionen auf, sondern als Serome, Hämatome und Dehiscenzen, bei denen Zweifel an einer maßgeblichen bakteriellen Ätiologie berechtigt erscheinen.

Bakteriologische Untersuchungen der letzten Jahre beschäftigten sich in erster Linie mit der Bedeutung der Staphylokokken, da sie für die Mehrzahl der Wundeiterungen verantwortlich sein sollen [76, 149]. Als Ausgangspunkt dieser Infektionen wurden vielfach Träger pathogener Staphylokokken unter dem Personal bezeichnet [99, 113, 128, 140, 142]. Andere Autoren erblickten die Hauptgefahr in Eigenstämmen der Operierten [63, 132, 167, 170], hielten Patienten mit infizierten Wunden für die wichtigste Quelle der Keimverbreitung in der Klinik [19, 23, 98] oder diskutieren sonstige bakteriologische Gesichtspunkte [4, 129, 135].

Aus der großen Zahl von Veröffentlichungen über nichtbakterielle Einflüsse auf die Wundheilung seien nur einige genannt: Untersucht wurde die Bedeutung von Ernährung, Eiweißmangel und Blutverlust [11, 24, 26, 59, 61, 67, 69, 91, 107, 127,

136, 154], die Wirkung von Vitaminen [59, 81, 87, 97, 133, 144, 157], Hormonen [5, 28, 34, 35, 68, 79, 82, 86, 121, 127, 166], vegetativem Nervensystem [125, 137, 147], Körpertemperaturen [20, 109], Cytostatica [58, 150], Blutgerinnung [6, 7, 155], Nahttechnik [25, 73, 112] und verschiedenen sonstigen Faktoren [29, 60, 72, 78, 83, 84, 96, 100, 106, 116, 143, 152, 156]. Zahlreiche Einzelheiten aus dem komplizierten Vorgang der Wundheilung wurden mit Hilfe der Histologie, Biochemie und Histochemie aufgedeckt [1, 22, 31, 32, 37, 38, 92, 102, 104, 114, 126, 130, 171].

Trotz der großen Zahl von Untersuchungen auf vielen Teilgebieten ist es bis heute nicht möglich, eine Wundheilungsstörung mit Sicherheit zu verhüten; nicht zuletzt wohl deshalb, weil die Ursache der Komplikation im Einzelfall meist ungeklärt bleibt. Nach wie vor überwiegt darum bei Chirurgen die Ansicht, daß Infektionserreger bei allen Eingriffen in mehr oder weniger großer Zahl in die Wunde gelangen, jedoch bei gewebsschonendem Operieren und gutem Allgemeinzustand in der Regel keine Infektion auslösen [62]. Auch wir waren anfangs dieser Meinung und beschränkten darum unsere Untersuchungen über die Wundheilungsstörung von Anfang an nicht auf die Bakteriologie, sondern dehnten sie auf Statistik, klinische Chemie, Gerinnungsphysiologie und Immunologie aus.

Der folgende Bericht versucht auf die in der Praxis wichtige Frage eine Antwort zu geben: *Welche Faktoren sind an Störungen der Wundheilung entscheidend beteiligt* und *wie ist eine wirksame Prophylaxe möglich?*

Zur besseren Übersicht werden nur die wichtigsten Daten aus den eigenen Untersuchungen angeführt; weitere Einzelheiten wurden von uns an anderer Stelle veröffentlicht [7, 8, 18, 43—53, 71, 124, 174].

Wenn in der vorliegenden Untersuchung die Komplexe „gewebsschonendes Operieren" und „Allgemeinzustand" nicht behandelt werden, so weist dieser Umstand nicht etwa darauf hin, daß wir deren Bedeutung für die Wundheilung gering einschätzen würden. Mit Recht gehört zu den allgemein anerkannten Grundvoraussetzungen der Chirurgie nicht nur die Regel, Kranke vor der Operation in den bestmöglichen Allgemeinzustand zu bringen, sondern auch die Forderung, so gewebsschonend wie möglich zu operieren; denn man kann annehmen, daß die Wunde einen um so besseren Nährboden für das Anwachsen eingedrungener Bakterien darstellt, je größer die vorausgegangene Traumatisierung des Gewebes war.

Leider lassen sich jedoch kaum Kriterien aufstellen, nach denen im Rahmen einer langfristigen klinischen Studie die Gewebstraumatisierung für den Einzelfall zuverlässig zu bestimmen wäre. Nicht weniger schwierig erweist sich der Versuch, den „Allgemeinzustand" wissenschaftlich meßbar zu machen: Wir bestimmten prä- und postoperativ Gesamteiweiß, Eiweißfraktionen, Vitamin C, Cholesterin, Leberfunktion und Gerinnungsstatus. Die erhaltenen Werte ließen jedoch Beziehungen zur normalen oder gestörten Wundheilung nicht erkennen.

II. Statistik der Wundheilungsstörungen

a) Statistische Angaben in der Literatur

Erfahrene Sachkenner auf dem Gebiet der Wundheilung [62] sind der Ansicht, daß mit einer Quote von 10—15% Wundheilungsstörungen zu rechnen ist, wenn nicht nur Eiterungen, sondern auch Serome, Hämatome, Dehiscenzen und Rupturen erfaßt werden[1]. Im Gegensatz hierzu steht die Tatsache, daß in der Regel wesentlich niedrigere Quoten für Komplikationen der Wundheilung genannt werden, wobei gelegentlich sogar Zahlen unter 2% [76, 85] auftauchen.

Soweit solche Angaben mündlich erfolgen, beruhen extrem niedrige Sätze einfach auf der Tatsache, daß nur geschätzt und nicht systematisch ermittelt wurde. Wie sehr aber Schätzungen und tatsächliche Verhältnisse voneinander abweichen können, hat Meleney [117] gezeigt: Geschätzt hatte man an seiner Klinik höchstens 2% Wundheilungsstörungen, eine Auswertung von 9 Operationsjahrgängen ergab jedoch 15%.

Mit den Ursachen der oft sehr divergierenden Angaben über Wundheilungsstörungen in der Literatur haben sich schon früher Seifert [139] und Ollinger [123] auseinandergesetzt und die wichtigsten Fehlerquellen in der Statistik bereits aufgezeigt. Danach steht außer Zweifel, daß der Grund für die starke Divergenz der publizierten Quoten zwischen 0% und mehr als 20% [2, 3, 53, 76, 80, 85, 88, 117, 123, 139, 172] keineswegs eine unterschiedlich hohe aseptische Perfektion ist, sondern meist Ergebnis unzulänglicher statistischer Methodik, unterschiedlicher Zusammensetzung einzelner Kollektive oder verschieden weiter Auslegung des Begriffes „Wundheilungsstörung". Nur zwei Beispiele sollen dies demonstrieren: Wenn Howe [76] im Durchschnitt eines Jahres unter Einschluß der Bauchchirurgie nur 1,9% Wundheilungsstörungen fand, so erklärt sich diese ungewöhnlich niedrige Quote unschwer, wenn man die Methodik seiner Erhebungen betrachtet. Die Zahlen wurden retrospektiv ermittelt: a) aus den Protokollen über die beim wöchentlichen „surgical staff meeting" mitgeteilten besonderen Vorkommnisse und Komplikationen, b) aus der Zahl der zur bakteriologischen Untersuchung eingesandten Wundabstriche.

---

[1] Eine solche Zusammenfassung ist notwendig, da fließende Übergänge bestehen und darum oft gar nicht sicher zu sagen ist, ob es sich schon um eine Infektion oder noch um ein Serom handelt.

Für jeden, der sich intensiv mit dem Problem der Registrierung von Störungen der Wundheilung an einer großen Klinik beschäftigt hat, kann kein Zweifel daran bestehen, daß nach der von Howe angewandten Methodik nur ein Bruchteil der tatsächlich auftretenden Heilungsstörungen zu erfassen ist. In einer anderen Publikation, der wir nachgegangen sind, erklärt sich eine noch niedrigere Quote der Heilungsstörungen als bei Howe unschwer aus der Tatsache, daß die Auswertung durch Nichtkliniker erfolgte; diese zogen aus dem Fehlen des Wortes „Wundinfektion" in den Krankenblättern den Schluß, daß keine Wundheilungsstörungen aufgetreten seien; ihnen war nicht bekannt, daß die verschiedenartigsten Bezeichnungen für diese Komplikationen im klinischen Sprachgebrauch üblich sind und meist auch in den Krankenblättern an Stelle des Wortes „Wundinfektion" erscheinen.

Erfaßt man dagegen alle Wundheilungsstörungen, d. h. alle Komplikationen, die zu einer Wiedereröffnung der Wunde führen oder eine solche notwendig machen (auch wenn nur ein Teil der Wunde betroffen ist), so finden sich in der Literatur [2, 3, 46, 123, 139, 174] überraschend übereinstimmende Zahlen (Tabelle 1): Nach Operationen von Leistenhernien 4,5 bis 5,2%, nach Cholecystektomien 7,5—12,8%, nach Magenresektionen wegen Ulcusleiden 9,0—12,9% bzw. wegen Magencarcinom 20,3—24,0%.

Einige weitere Mitteilungen lassen erkennen, daß die gestörte Wundheilung ein häufigeres Ereignis ist, als gemeinhin angenommen wird: Seifert [139] sah nach Dickdarmoperationen 72% Heilungsstörungen, Ketcham [88] nach Eingriffen wegen maligner Tumoren 14—54%. Von besonderem Interesse erscheint schließlich noch die Mitteilung von Frenzel [40] aus einem mittleren Krankenhaus; denn man stößt nicht selten auf die Behauptung, daß Verzögerungen der Wundheilung am kleinen und mittleren Krankenhaus höchst selten zu verzeichnen seien. Frenzel fand nach Magenresektionen ohne Unterteilung in Eingriffe wegen Ulcusleiden bzw. maligner Prozesse 19,6% Heilungsstörungen; eine Auswertung ohne Berücksichtigung des Grundleidens ergibt für die in Gießen durchgeführten Magenresektionen 14,4%. Die Vergleiche zeigen, daß Störungen der Wundheilung wesentlich häufiger sind, als in der Regel angenommen wird; die Wirklichkeit ist erst erkennbar, wenn nach strengen Kriterien geprüft wird.

b) Untersuchungen zur Statistik der Wundheilungsstörungen

1. Methodik

Erfaßt wurden aus den Jahren 1930—1939 und 1952—1961 alle Eingriffe im Bereich des Abdomens sowie alle Operationen wegen Hernien, Strumen und Mammacarcinomen, zusätzlich Thorakotomien ab 1952. Seit 1962 werden sämtliche

Tabelle 1. *Häufigkeit postoperativer Wundheilungsstörungen in der Literatur*

		Seifert, 1925—1934	Ollinger, 1928—1937	Barnes, 1937—1957	Zimmermann, 1930—1939	Zimmermann, 1957—1961	Frenzel, 1961—1965
Operationen bei Hernia inguinalis bzw. femoralis			4,5	5,2	4,6	4,5	
Cholecystektomien		11,0	12,8		7,5	7,6	8,9
Magenresektionen oder Gastroenterotomien bei	Ulcusleiden	9,0	12,9		9,4	12,3	19,6
	Carcinom	24,0	20,3		22,6	21,9	19,6

streng aseptischen und bedingt aseptischen Eingriffe laufend ausgewertet. Insgesamt wurden auf diese Weise bis Mitte 1969 31 280 Operationen erfaßt; für jede wurde auf einer IBM-Lochkarte (Typ Mark Sensing) Lebensalter, Diagnose, Eingriff und Art der Wundheilung festgehalten sowie seit 1962 zusätzlich Art und Menge sowie Dauer einer postoperativen antibiotischen Behandlung. Eine gestörte Wundheilung wurde registriert, wenn die Wunde postoperativ eröffnet werden mußte bzw. dies spontan erfolgte. Somit wurden nicht nur Wundeiterungen, sondern auch Serome, Hämatome und Dehiscenzen erfaßt, selbst wenn nur ein kleiner Teil der Wunde betroffen war. Durch die Erfassung auch der kleinsten Störung, mehr aber noch durch die Aufgliederung in Einzelkollektive je nach Art des Eingriffes und des Alters der Patienten ist es bedingt, daß manche Quoten für Wundheilungsstörungen hoch erscheinen. Die im vorigen Kapitel erfolgte Analyse von Literaturangaben zeigt aber, daß die an der Gießener Chirurgischen Universitätsklinik ermittelten Prozentsätze keineswegs oberhalb, sondern eher an der unteren Grenze des allgemeinen Durchschnittes liegen.

Die Berechnung der statistischen Signifikanz erfolgte in der Regel nach dem Chi-Quadrat-Test mittels der 4-Feldertafel; in einem Fall wurde die Signifikanz nach der Binomialverteilung berechnet, was an der entsprechende Stelle besonders vermerkt ist.

Ergebnisse wurden als signifikant angesehen, wenn $p < 0{,}05$ war. Die angegebenen Prozentsätze für Wundheilungsstörungen beziehen sich nur auf die Operierten, deren Wundheilung tatsächlich zu beurteilen war; nicht enthalten sind in den Quoten dagegen Patienten, die vor dem Ziehen der Fäden verstarben, in eine andere Klinik verlegt wurden oder aus deren Krankenblättern keinerlei Hinweis auf die Art der Wundheilung zu gewinnen war. Die auf diese Weise ermittelten Prozentangaben sind selbstverständlich mit einer gewissen Fehlerquote behaftet, wie es immer der Fall ist, wenn Krankengeschichten — vor allem aus einer zurückliegenden Zeit — ausgewertet werden.

Angesichts der Größe des erfaßten Kollektivs war jedoch zu erwarten, daß derartige Fehler nicht ins Gewicht fallen würden.

2. Bakterielle Kontamination und Wundheilung

Zweifel an einem entscheidenden Einfluß der bakteriellen Kontamination auf die Wundheilung sind in der Klinik häufig anzutreffen und fanden auch in der Literatur ihren Niederschlag [84, 123, 135, 146]. Derartige Bedenken erwachsen aus der immer wieder zu treffenden Feststellung, daß Wundinfektionen auch dann auftreten können, wenn scheinbar alle Regeln der Asepsis beachtet wurden. Es handelt sich darum auch keineswegs um die Meinung von Einzelgängern, wenn man die Ansicht publiziert findet [146]: „Die Wundheilung ist ein komplexes Geschehen, das . . . von einer Vielzahl endogener und exogener Faktoren abhängt, bei denen pathogene Mikroorganismen nur eine untergeordnete Rolle spielen." Vergleicht man jedoch Operationen, die sich, soweit erkennbar, nur dadurch unterscheiden, daß die Gefahr der bakteriellen Kontamination unterschiedlich groß war, so ergibt sich ein anderes Bild: *Die Quote der Heilungsstörungen steigt in dem Maße an, wie die Gefahr der Einschleppung von Bakterien wächst:*

Appendektomien bei chronischer Appendicitis sind mit 4% Heilungsstörungen belastet, bei akuter mit 10,9% und nach bereits erfolgter Perforation mit 48,5% (Abb. 1).

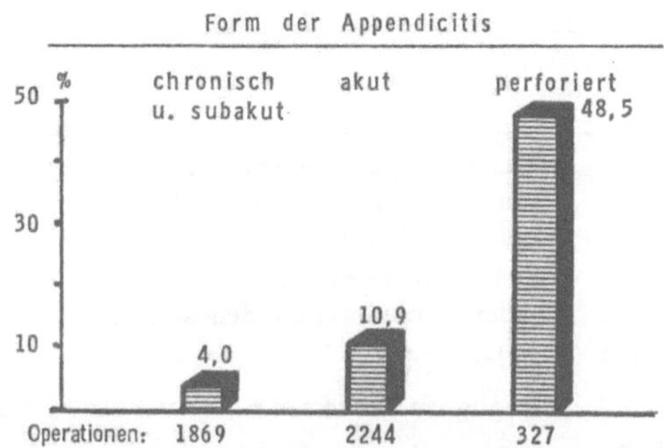

Abb. 1. *Wundheilungsstörungen nach Appendektomien* (4400 Operationen der Jahre
1952—1965). Heilungsstörungen nehmen in dem Maße zu, wie intraoperativ die
Gefahr der bakteriellen Kontamination der Wunde wächst, sie ist bei chronischer
oder subakuter Appendicitis am geringsten, nimmt bei der akuten Form zu und ist
bei Vorliegen einer Perforation am größten

Diese Relationen entsprechen durchaus den Erwartungen, denn die Gefahr der bakteriellen Kontamination der Wunde ist bei chronischer Entzündung des Wurmfortsatzes gering, bei akuter oft nicht zu vermeiden und
bei Vorliegen einer Perforation fast die Regel; befindet sich nämlich in der
Bauchhöhle bereits bakterienhaltiges Exsudat, was bei akuter Appendicitis
nicht selten und nach erfolgter Perforation immer der Fall ist, so verhindert
die beste aseptische Technik nicht, daß sich im Augenblick der Eröffnung
des Peritoneums das Exsudat in die Wunde ergießt und damit Bakterien
in die Wunde gelangen.

Die unterschiedliche Häufigkeit von Heilungsstörungen nach den einzelnen Formen der Appendicitis läßt sich nicht durch Allgemeinzustand oder
Operationstechnik erklären, sondern nur wenn man davon ausgeht, daß die
Gefahr der Bakterieneinschleppung verschieden groß war. (Daß auch eine
andersartige Altersverteilung als Erklärung nicht in Betracht kommt, wird
unten noch gezeigt werden.)

Operationen an Gallenblase und Gallenwegen zeigten ebenfalls unterschiedlich hohe Quoten an Wundheilungsstörungen, je nach dem Ausmaß
der möglichen bakteriellen Kontamination: Handelte es sich lediglich um
Cholecystektomien (auch bei zusätzlicher Choledochotomie), so wurden
9,4% Wundheilungsstörungen registriert; mußte jedoch das Duodenum eröffnet werden, um eine Sphincterotomie vorzunehmen oder eine Choledochoduodenostomie anzulegen, so erhöhte sich die Wahrscheinlichkeit der

Einschleppung von Bakterien und entsprechend verdoppelte sich die Quote
der Wundheilungsstörungen auf 17,7⁰/₀ (Tabelle 2).

Tabelle 2. *Wundheilungsstörungen nach Laparotomien der Jahre 1952—1965*

Art der Operationen		Wundheilungs-störungen		
Eingriffe an Gallenblase und Gallenwegen	bei alleiniger Cholecystektomie und gegebenenfalls gleichzeitiger Choledochotomie	*9,4⁰/₀*	von	1384
	bei Sphincterotomie oder Choledochoduodenostomie	*17,7⁰/₀*	von	643
Magenresektionen bei	Ulcusleiden	*12,5⁰/₀*	von	825
	malignen Prozessen [a]	*20,9⁰/₀*	von	336
Abdomino-sacrale Rectumamputationen		*28,8⁰/₀*[b]	von	180
Colonresektionen		*44,9⁰/₀*	von	98

[a] Einschließlich Gastroenterostomien.
[b] Prozentsatz bezieht sich nur auf Laparotomiewunde.

In ähnlicher Weise muß die Tatsache gedeutet werden, daß nach Colonresektionen wesentlich häufiger Störungen der Wundheilung auftreten als
nach Eingriffen am Magen (Tabelle 2), denn die Gefahr, daß Bakterien in
die Wunde gelangen, ist beim Operieren am offenen Dickdarm mit seinem
bakterienreichen Inhalt selbstverständlich größer als bei Eröffnung des
Magens.

3. Lebensalter und Wundheilung

Publikationen über postoperative Störungen der Wundheilung lassen die
Bedeutung des Lebensalters entweder unberücksichtigt [123, 139] oder ver-
neinen einen Einfluß [2, 3]; wo eine Beziehung zwischen Alter und Wundheilung für möglich gehalten wird, beruhen solche Vermutungen lediglich
auf klinischen Eindrücken [72, 78] oder können aus methodischen Gründen
nicht überzeugen [100]. Exakten Kenntnissen über den Einfluß des Alters
auf die Wundheilung kommt heute aber eine besondere Bedeutung zu, nachdem Fortschritte vor allem auf dem Gebiete der Narkose sowie der Vor-
und Nachbehandlung es ermöglichten, die Indikationen auch zu größeren
Operationen bei alten Menschen immer mehr auszudehnen.

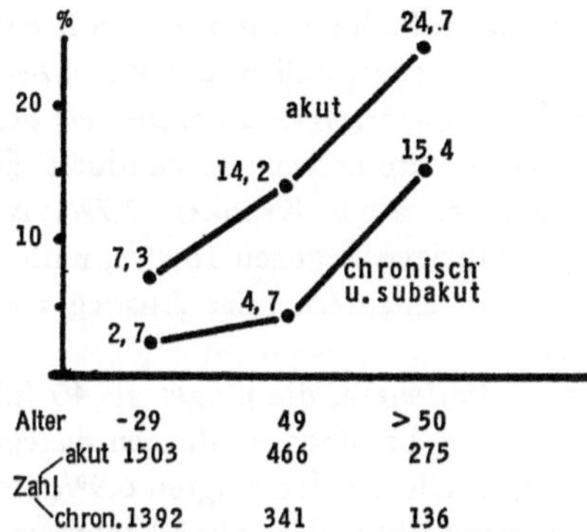

Abb. 2. *Zunahme der Wundheilungsstörungen mit höherem Lebensalter.* (Appendektomien bei chronisch-subakuter bzw. akuter Appendicitis). Wundheilungsstörungen nehmen mit steigendem Alter der Patienten signifikant zu (p beträgt für die Zunahme zwischen den Altersgruppen $\sim$ 0,05 bis $<$ 0,0005). Auch die Unterschiede zwischen chronisch-subakuten und akuten Erkrankungen sind in der jeweiligen Altersgruppe signifikant (p $<$ 0,05 bis $<$ 0,0005). (Operationen der Jahre 1952 bis 1965)

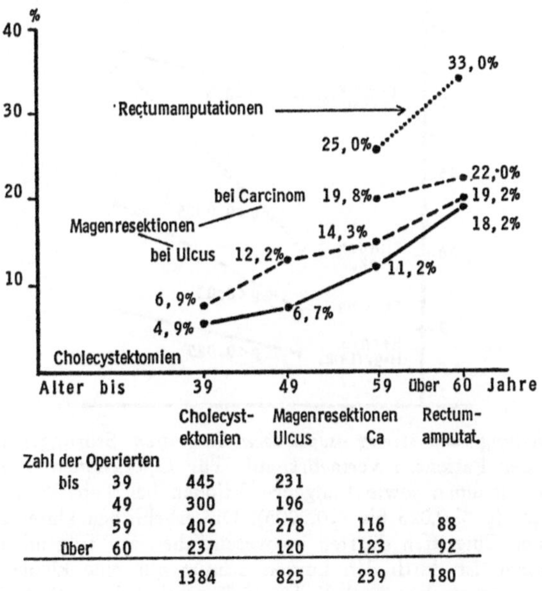

Zahl der Operierten		Cholecyst-ektomien	Magenresektionen		Rectum-amputat.
			Ulcus	Ca	
bis	39	445	231		
	49	300	196		
	59	402	278	116	88
Über	60	237	120	123	92
		1384	825	239	180

Abb. 3. *Wundheilung nach verschiedenen Abdominaleingriffen.* Störungen finden sich um so häufiger, je älter die Operierten sind. Für Cholecystektomien und Magenresektionen bei Ulcusleiden ist diese Zunahme mit dem Alter signifikant (p $<$ 0,0005 bzw. $<$ 0,005 bei Vergleich der Operierten von $<$ 50 Jahren mit denen von $>$ 50 Jahren). (Operationen der Jahre 1952—1965)

Eine Beurteilung der Wundheilung unterteilt nach Art der Eingriffe und nach dem Alter der Patienten zeigt, daß in der Regel *bei älteren Operierten signifikant mehr Wundheilungsstörungen* auftreten *als bei jüngeren:*

Appendektomien wegen chronischer Entzündung des Wurmfortsatzes zeigten bei den bis 29 Jahre alten Kranken 2,7% Komplikationen der Wundheilung, bei über 50jährigen dagegen 15,4%; nach Operationen wegen akuter Appendicitis war ein entsprechender Anstieg von 7,3% auf 24,7% zu verzeichnen (Abb. 2).

Cholecystektomien bei Patienten, die jünger als 40 Jahre waren, ergaben 4,9% Wundheilungsstörungen, bei über 60jährigen dagegen 18,2% (Abb. 3).

Magenresektionen wegen Ulcusleiden zeigten 6,9% Störungen der Wundheilung, wenn die Operierten nicht älter als 39 Jahre waren, jedoch 19,2% bei über 60jährigen (Abb. 3).

Operationen von Leistenhernien, Strumaresektionen und Lungenresektionen waren bei älteren Patienten ebenfalls signifikant stärker als bei jüngeren durch Wundheilungsstörungen belastet (Abb. 4).

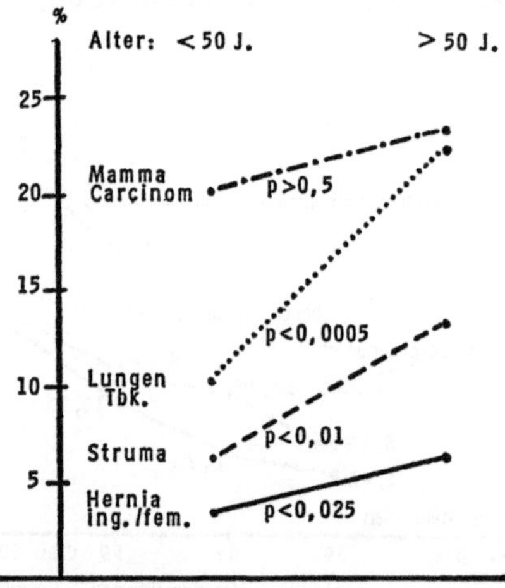

Abb. 4. *Wundheilung nach streng aseptischen Eingriffen.* Störungen treten mit steigendem Alter der Patienten vermehrt auf. Für Operationen von Leisten- und Schenkelhernien, Strumen sowie Lungenresektionen bei Tuberkulose ist diese Zunahme signifikant (p < 0,025 bis <0,0005). Die erheblichen Unterschiede zwischen den verschiedenen Eingriffen dürften im wesentlichen auf folgendem beruhen: Bei Hernienoperationen ist durch den kurzen Schnitt nur eine kleine Eintrittspforte für Infektionserreger gegeben, und die kurze Operationsdauer läßt nur eine geringe mechanische Schädigung zu; die Mammaamputationen stellen in dieser Hinsicht einen ausgesprochenen Gegensatz dar, während die beiden anderen Eingriffe eine Mittelstellung einnehmen. Gesamtzahl der Operationen (< 50 J/> 50 J): Hernien 878/533; Strumen 324/203; Lungen-Tbc 1053/107; Mammacarcinom 99/249. (Operationen der Jahre 1952—1965)

Eine schlechtere Wundheilung bei älteren Operierten fand sich darüber hinaus auch nach Magenresektionen wegen Carcinom, Rectumamputationen (Abb. 3) und Mammaamputation (Abb. 4); die fehlende statistische Signifikanz dürfte hier im wesentlichen durch die kleineren Zahlen bedingt sein; darüber hinaus ergibt sich aus dem Grundleiden eine geringe altersmäßige Streuung (z. B. befanden sich von den Mammaamputierten, die < 50 Jahre alt waren, rund 70% im Alter zwischen 40 und 49, von den > 50 Jahre alten knapp 50% zwischen 50 und 59).

Als Ursache für die Zunahme der Wundheilungsstörungen bei älteren Operierten wird man das Nachlassen der immunologischen Fähigkeiten des Organismus im Alter in Betracht ziehen müssen, das z. B. in erniedrigten Antikörpertitern zum Ausdruck kommt [56] und zur Folge hat, daß die in die Wunde eingeschleppten Bakterien auf eine verminderte Abwehr stoßen. Wir prüfen diese Hypothese und die Möglichkeit einer Substitutionstherapie durch präoperative Antikörpergaben zur Zeit in einem Doppelblindversuch.

Nicht alle Beziehungen zwischen Alter und Wundheilung lassen sich jedoch immunologisch deuten, wie an folgendem Beispiel zu erkennen ist (Abb. 5): Nach Operationen von Leistenhernien nahmen Heilungsstörungen zwar von 2,4% bei

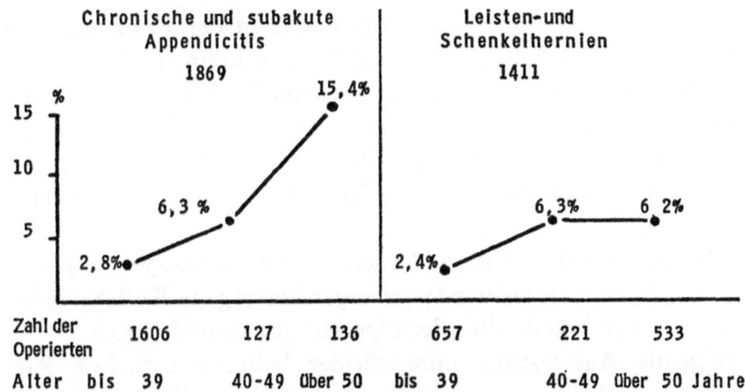

Abb. 5. *Unterschiede in der altersabhängigen Zunahme der Wundheilungsstörungen.* Störungen nehmen nach Appendektomien wegen chronischer Appendicitis bei > 50 Jahre alten Patienten stark zu. Dieser Anstieg könnte mit einer im Alter sinkenden immunologischen Abwehrmöglichkeit gegen Bakterien gedeutet werden. Nach Leistenhernienoperationen finden sich bei Operierten jüngeren und mittleren Alters zwar praktisch gleich häufig Wundheilungsstörungen wie nach Appendektomien, doch fehlt der Anstieg jenseits von 50 Jahren, obgleich auch hier mit niedrigeren Antikörpertitern gerechnet werden muß. Offenbar ist die Gefahr der bakteriellen Kontamination bei Leistenhernienoperationen geringer als bei Appendektomien; akzeptiert man diese Erklärung, so muß für die Zunahme der Heilungsstörungen von 2,4% in den jüngeren auf 6,3% in den mittleren Altersklassen ein noch unbekannter Faktor verantwortlich sein. (Operationen der Jahre 1952—1965)

den bis 39 Jahre alten Operierten auf 6,3% bei den 40—49jährigen zu, blieben dann aber bei den über 50 Jahre alten Patienten mit 6,2% auf dem bereits erreichten Niveau stehen. In interessantem Gegensatz dazu steht die Kurve für die Appendektomien wegen chronischer Appendicitis: In der jüngeren und mittleren Altersgruppe finden sich mit 2,8 bzw. 6,3% praktisch die gleichen Quoten wie nach Hernienoperationen, bei den über 50 Jahre alten Appendektomierten erfolgt jedoch ein Anstieg auf 15,4%. Diese 15,4% Wundheilungsstörungen lassen sich als Ergebnis verminderter immunologischer Abwehrmöglichkeiten deuten. Wenn es dagegen nach Hernienoperationen jenseits von 50 Jahren zu keiner weiteren Zunahme der Wundheilungsstörungen kommt, so zwingt diese Beobachtung zu folgenden Schlüssen: Die Gefahr der bakteriellen Kontamination scheint bei Hernienoperationen zu gering zu sein, als daß die verminderte immunologische Abwehrfähigkeit sich statistisch in einer Zunahme der Heilungsstörungen ausdrücken könnte; ist das aber der Fall, so kann auch die Zunahme von 2,4% in der jüngeren auf 6,3% in der mittleren Altersklasse nicht immunologisch interpretiert werden. Die Zunahme der Wundheilungsstörungen mit steigendem Alter muß somit auf zumindest zwei verschiedenen Ursachen beruhen; eine davon könnte im Nachlassen der immunologischen Fähigkeiten bestehen, die andere dagegen kann nicht in Zusammenhang mit Bakterieneinschleppung und Körperabwehr stehen.

4. Postoperative antibiotische Prophylaxe

Die postoperative Anwendung von Antibiotica in der Erwartung, dadurch das Entstehen von Wundinfektionen verhüten zu können, führte schon bald zu Enttäuschungen, denn eine primäre Wundheilung wurde keineswegs gewährleistet. Diese negativen Erfahrungen haben ihren Niederschlag in zahlreichen Veröffentlichungen gefunden [2, 3, 19, 27, 75, 76, 105, 118, 131, 149, 153], denen gegenüber positive Äußerungen [88, 110, 111] in der Minderzahl sind.

Das Problem wurde in diese Untersuchung einbezogen, da den oben genannten Publikationen mehr oder weniger heterogene Kollektive hinsichtlich Diagnose, Eingriff und Alter der Operierten zugrunde lagen.

Die folgende Auswertung unterscheidet lediglich zwischen Patienten, die antibiotisch nachbehandelt wurden und solchen, die keine Antibiotica erhielten; nicht berücksichtigt wurden Art und Dauer der antibiotischen Therapie, was vertretbar erschien, nachdem eine probeweise differenzierte Analyse keine eindeutigen Unterschiede ergeben hatte.

Die statistische Auswertung zeigt an Gruppen, die nach Art der Eingriffe und Lebensalter der Operierten einheitlich zusammengesetzt waren, daß die postoperative antibiotische Prophylaxe zu keiner besseren Wundheilung führte (Abb. 6): Weder nach Magenresektionen bei Ulcusleiden noch nach Cholecystektomien zeigten sich signifikante Unterschiede in der Wundheilung zwischen Operierten, die Antibiotica erhielten und anderen, die ohne solche nachbehandelt wurden. Die gleiche Beobachtung war auch nach anderen Operationen möglich (Tabelle 3). Wenn sogar teilweise unter antibiotischer Prophylaxe eher mehr als weniger Störungen der Wundheilung auftraten, so lassen sich hieraus keine weitergehenden Schlüsse ziehen, da die Befunde nicht auf Untersuchungen an alternierenden Reihen beruhen.

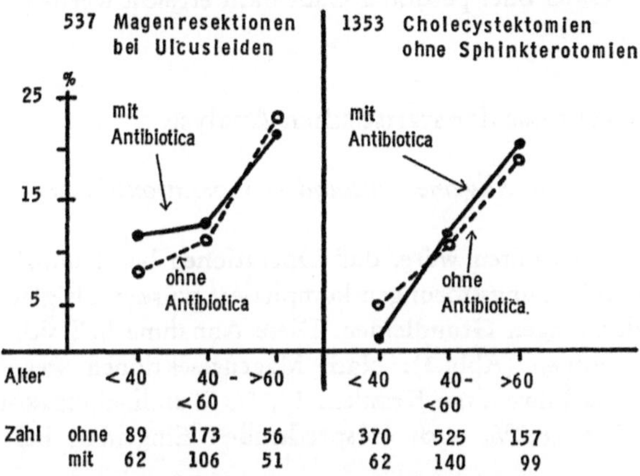

Abb. 6. *Postoperative antibiotische Prophylaxe und Wundheilung.* Die antibiotisch nachbehandelten Patienten zeigten sowohl nach Cholecystektomien als auch nach Magenresektionen gleich viel Wundheilungsstörungen wie Operierte, die keine Antibiotica erhielten. (Operationen der Jahre 1962—1968)

Trotzdem können Patienten, die Antibiotica erhielten, nicht als „negative Auslese" in irgendeiner Hinsicht bezeichnet werden; vielmehr war es überwiegend so, daß die postoperative Gabe von Antibiotica in Abhängigkeit vom jeweils zuständigen Stationsarzt entweder eine seltene Ausnahme oder praktisch die Regel war. Ebenso wäre es verfehlt, aus den in Tabelle 3 aufgeführten Ergebnissen auf eine Hemmung der Wundheilung durch Anti-

Tabelle 3. *Postoperative antibiotische Prophylaxe und Wundheilungsstörungen bei Operierten der Jahre 1962—1968*

Art des Eingriffs	Alter der Operierten	Wundheilungsstörungen postoperativ Antibiotica erhalten	nicht erhalten
Appendectomien bei akuter Appendicitis	bis 49 Jahre	24,2% von 107	13,3% von 437
	über 50 Jahre	37,8% von 53	24,1% von 83
Abdomino-sacrale Rectumamputationen	bis 49 Jahre	28,3% von 46	18,4% von 49
	über 50 Jahre	31,2% von 64	22,8% von 70
Schenkelhals-nagelungen	über 50 Jahre	8,7% von 275	7,3% von 138

biotica zu schließen, wie es gelegentlich auf Grund von Tierversuchen [101, 102] geschah; exakte Untersuchungen von Zhukov und Navashin [173] an Gewebekulturen ergaben z. B. für Penicillin und halbsynthetische Penicilline eine Wachstumsverzögerung erst bei Konzentrationen, die therapeutisch bei parenteraler oder peroraler Gabe nicht erreicht werden.

5. Weitere Ergebnisse der statistischen Analyse

a) Grundkrankheit — Allgemeinzustand — Operationsdauer

Naheliegend zu vermuten wäre, daß Operationen bei Tumorkranken häufiger durch Wundheilungsstörungen kompliziert würden als gleichartige Eingriffe bei andersartigen Grundleiden. Diese Annahme ließ sich jedoch nicht signifikant bestätigen (Abb. 3): Nach Magenresektionen wegen Carcinom wurden bei > 60 Jahre alten Kranken 19,2% Wundheilungsstörungen registriert gegenüber 18,2% nach entsprechenden Eingriffen bei Ulcusleiden (p > 0,05).

Tabelle 4. *Wundheilungsstörungen nach Thorakotomien (1952—1965)*

Eingriff		Wundheilungsstörungen	Durchschnittsalter
Resektionen bei	Tuberkulose	*11,5%* von 1160	33,6 Jahre
	Malignomen	*12,5%* von 400	56,3 Jahre
Probethorakotomien bei inoperablen Malignomen		*11,3%* von 318	54,6 Jahre

Ähnliche Beobachtungen ergaben sich nach Thorakotomien (Tabelle 4): Nach Lungenresektionen wegen Tuberkulose waren 11,5% Wundheilungsstörungen zu verzeichnen, nach Resektionen wegen maligner Tumoren 12,5% und nach Probethorakotomien bei inoperablen Geschwülsten 11,3%. Der Vorteil des niedrigen Durchschnittsalters bei den Tuberkulosen wurde wahrscheinlich dadurch kompensiert, daß Resektionen bei Tuberkulose infolge Pleuraverschwartung und entzündlicher Verwachsungen am Hilus in der Regel mehr Zeit erfordern als entsprechende Eingriffe wegen maligner Geschwülste; mit zunehmender Operationsdauer wächst aber die Gefahr der bakteriellen Kontamination ebenso wie das Ausmaß der Traumatisierung der Wunde. Aus dieser Sicht ließe sich auch erklären, daß Kranke mit inoperablen Lungentumoren, bei denen ein schlechterer Allgemeinzustand anzunehmen ist als bei Patienten mit inoperablen Geschwülsten, nicht mehr Wundheilungsstörungen zeigen als die resezierten Patienten, denn Operationsdauer ist bei Probethorakotomien selbstverständlich wesentlich kürzer als bei Resektionen.

Unterschiede der Operationsdauer und der Gewebetraumatisierung dürften auch der wesentliche Grund dafür sein, daß bei Thorakotomien der Übergang vom posto-lateralen zu dem ab 1960 fast ausschließlich angewandten axillären Schnitt [14] einen deutlichen Rückgang der Wundheilungsstörungen brachte. (Bei Eingriffen wegen maligner Prozesse von 17,3 auf 7,5%, bei Tuberkulosen von 19,8 auf 4,9%).

β) Wundheilung früher und heute

In den vergangenen Jahren wurde insbesondere bei der Diskussion des Staphylokokkenhospitalismus häufig eine Zunahme postoperativer Wundheilungsstörungen in der Nachkriegszeit vermutet [76, 77, 172]. Die vorliegende Untersuchung konnte bei Analysen vergleichbarer Kollektive hierfür keine Bestätigung liefern (Tabelle 6). Sie widerlegt damit gleichzeitig Vermutungen, daß im Vertrauen auf die Antibiotica die Regeln der Asepsis und des gewebsschonenden Operierens heute weniger strikt als früher beachtet würden.

Bei lediglich globaler Auswertung finden sich heute allerdings mehr Wundheilungsstörungen als früher [2].

Die Gründe hierfür sind nach der Analyse der Operationen der Gießener Klinik folgende:

1. Es werden im Vergleich zur Vorkriegszeit relativ mehr ältere Patienten operiert (Tabelle 5).

Tabelle 5. *Zunahme des Anteiles älterer Patienten nach dem letzten Kriege. Ältere Patienten, die heute relativ häufiger als früher operiert werden, sind auf Grund ihres Alters stärker von Wundheilungsstörungen bedroht*

Eingriffe wegen	Der Anteil von Patienten im Alter von > 50 Jahren stieg 1952—1961 im Vergleich zu 1930—1939 um
Hernia inguinalis bzw. femoralis	+ 9,8%
Struma	+24,3%
Ulcus ventriculi bzw. duodeni	+19,4%

[2] Nach Zimmermann [174] bei streng aseptischen Operationen 9,1% gegenüber früher 7,0, bei bedingt aseptischen 10,9% gegenüber früher 6,5.

Tabelle 6. *Wundheilungsstörungen vor bzw. nach dem letzten Kriege. Zwischen Vor- und Nachkriegszeit bestehen bei Gegenüberstellung vergleichbarer Kollektive keine signifikanten Unterschiede in der Häufigkeit von Wundheilungsstörungen*

		Operationen von Leisten- bzw. Schenkelhernien		Cholecystektomien [a]		
Alter:		< 40 Jahre	> 40 Jahre	< 40 Jahre	$40—< 60$ Jahre	> 60 Jahre
Jahr der Operation	1930—1939	*3,3% von* 1068	*6,9% von* 636	*4,5% von* 373	*8,6% von* 326	*18,6% von* 59
	1952—1961	*2,5% von* 521	*6,2% von* 628	*4,5% von* 290	*7,4% von* 460	*14,3% von* 154

[a] Ohne zusätzliche Choledochoduodenostomie oder Sphincterotomie.

2. Die Zahl der größeren bzw. längerdauernden Eingriffe nahm erheblich zu (Vergleich der Jahre 1930—1939 mit 1952—1961): Sphincterotomien bzw. Choledochoduodenostomien um das 11,1fache, einfache Cholecystektomien dagegen nur um knapp 10%; Magenresektionen bei Ulcusleiden um das 2,8fache, bei Carcinom um das 2,1fache; Colonresektionen um das 2,5fache und Rectumamputationen um ⅓. Appendektomien wegen chronischer Appendicitis gingen um 46% zurück, Operationen der Leisten- oder Schenkelhernien um 33%; Mammaamputationen dagegen nahmen um 26% zu.

Die Zunahme der größeren Eingriffe und der Operationen bei älteren Menschen wurde bekanntlich ermöglicht durch Fortschritte auf dem Gebiet der Anästhesie sowie der Vor- und Nachbehandlung, die sich in einem eindrucksvollen Rückgang der Operationsmortalität dokumentieren; sie sank z. B. bei Appendektomien wegen akuter Appendicitis insgesamt von 1,7 auf 0,5% (bei $>$ 50 Jahre alten Operierten von 10,3 auf 3,7%), bei Magenresektionen wegen Ulcusleidens insgesamt von 9,9 auf 2,7% (bei $>$ 50 Jahre alten Operierten von 17,0 auf 5,3%).

γ) Jahreszeit und Wundheilung

Jahreszeitliche Schwankungen in der Häufigkeit von Wundheilungsstörungen glaubte man nicht selten zu sehen und hat verschiedene Ursachen verantwortlich gemacht [123]:
Wo ein Maximum in den Wintermonaten zu liegen schien, wurden herabgesetzte Widerstandsfähigkeit der Operierten in den Wintermonaten und eine erhöhte Gefahr der Tröpfcheninfektion bei Erkältungskrankheiten des Operationspersonals angeschuldigt.
Die Frage wurde überprüft, da ohne Zweifel die klinische Praxis den Eindruck aufdrängt, daß Wundheilungsstörungen in der Frequenz ihres Auftretens starke Schwankungen zeigen. Ausgewertet wurden die Bassinischen Operationen der Jahre 1930—1939 und 1952—1961, unterteilt in die Altersgruppen $<$ 40 Jahre bzw. $>$40 Jahre (Tabelle 7): Bei den jüngeren Patienten fanden sich 2,6% Wundheilungsstörungen im Sommer- und 3,7% im Winterhalbjahr; bei den älteren entsprechend 5,8 bzw. 6,7%. Die Unterschiede sind in beiden Gruppen statistisch nicht signifikant.

Tabelle 7. *Wundheilungsstörungen nach Bassinischer Operation im Sommer- bzw. Winterhalbjahr. Trotz Auswertung von 20 Operationsjahrgängen (1930—1939 und 1952—1961) wurden keine signifikanten Unterschiede gefunden*

Alter	Wundheilungsstörungen	
	Sommerhalbjahr	Winterhalbjahr
$>$ 40 Jahre	2,6% von 588	3,7% von 630
$<$ 40 Jahre	5,8% von 365	6,7% von 464

δ) Geschlecht und Wundheilung

Unterschiede in der Wundheilung zwischen den Geschlechtern konnten nach manchen Veröffentlichungen vermutet werden [40]. Sie wären theoretisch denkbar, da bei Frauen das durchschnittlich stärker entwickelte subcutane Fettgewebe besonders gute Vermehrungsbedingungen für eingeschleppte Bakterien bieten müßte. Diese Vermutung ließ sich aber *nicht* bestätigen.

Die Quote der Heilungsstörungen nach Appendektomien (Operierte < 50 Jahre ohne postoperative antibiotische Nachbehandlung der Jahre 1962—1968) betrug bei Männern bei chronischer bzw. subakuter Appendicitis 4,5% (von 178), bei Frauen 2,4% (von 252), bei akuter Appendicitis bei Männern 12,9% (von 287), bei Frauen 14,0% (von 150).

6. Zusammenfassung der statistischen Ergebnisse

1. *Wundheilungsstörungen nehmen in dem Maße zu, wie intraoperativ die Gefahr der bakteriellen Kontamination der Wunde wächst,* z. B. von 4% nach Appendektomien bei chronischem bzw. subakutem Befund und 10,9% bei akuter Entzündung auf 48,5% bei perforierter Appendicitis.

2. *Die Quote der Wundheilungsstörungen steigt mit zunehmendem Lebensalter der Operierten.* Der Anstieg ist besonders ausgeprägt nach bedingt aseptischen Operationen, z. B. bei Cholecystektomien von 4,9% (< als 40 Jahre) über 6,7% und 11,2% auf 18,2% (> als 60 Jahre), aber auch nach streng aseptischen Eingriffen ist eine zwar weniger starke, aber trotzdem statistisch signifikante Zunahme vorhanden, z. B. nach Bassinischer Operation von 3,4% (< als 50 Jahre) auf 6,2% (> als 50 Jahre).

3. Die *postoperative antibiotische Prophylaxe* führte auch bei Gegenüberstellung weitgehend vergleichbarer Kollektive *zu keiner Verminderung der Wundheilungsstörungen.*

4. *Störungen der Wundheilung* waren *bei* Eingriffen wegen *bösartiger Geschwülste nicht signifikant häufiger* als bei vergleichbaren Operationen: Nach Magenresektionen (Operierte > 60 Jahre) traten bei Carcinom 22,0%, bei Ulcusleiden 19,2% Wundheilungsstörungen auf (p > 0,05%).

5. Der Übergang zu einem gewebsschonenderen und die Operationsdauer verkürzenden Schnitt führte bei Thorakotomien zu einer deutlichen Abnahme der Wundheilungsstörungen.

6. Zwischen Vor- und Nachkriegszeit bestehen keine signifikanten Unterschiede in der Häufigkeit postoperativer Wundheilungsstörungen, wenn vergleichbare Kollektive gegenübergestellt werden. Global dagegen werden nach dem Kriege mehr Störungen der Wundheilungen gesehen, da nicht nur der Anteil der in dieser Hinsicht stärker gefährdeten älteren Patienten zugenommen hat, sondern auch die Zahl der Eingriffe mit besonders großem Infektionsrisiko.

7. Jahreszeitlich bedingte signifikante Unterschiede in der Wundheilung konnten ebensowenig wie solche zwischen Männern und Frauen nachgewiesen werden.

III. Bakteriologie der gestörten postoperativen Wundheilung

a) Bakteriologische Fragestellungen bei Wundheilungsstörungen

Eindrücke der täglichen klinischen Praxis sind der Grund dafür, daß häufig bezweifelt wird, ob die bakterielle Kontamination entscheidende Ursache der Wundheilungsstörungen ist, die heute im Zeitalter der Asepsis noch gesehen werden.

Als erstes Problem war darum zu klären, ob signifikante Abhängigkeiten bestehen zwischen dem Nachweis von Erregern in der Wunde bei Operationsende und der Häufigkeit späterer Heilungsstörungen.

Aus der positiven Antwort auf die erste Fragestellung ergab sich die Richtung der weiteren Untersuchungen. Bevor jedoch eine Analyse der Infektionswege erfolgen konnte, waren Untersuchungen über das Erregerspektrum erforderlich, da die Rolle der Staphylokokken weit überschätzt schien und andererseits Zweifel bestehen mußten, ob der eigentliche Erreger der chirurgischen „Coliinfektion" wirklich Escherichia coli ist.

Die intensiven Untersuchungen über die Epidemiologie der Staphylokokkenwundinfektion wurden angeregt durch Befunde, die wir bei Untersuchungen mit verschiedenartigen Gesichtsmasken erheben konnten; sie ließen es uns zweifelhaft erscheinen, ob die große Bedeutung, die in der Regel den Keimträgern unter dem Personal als Infektionsquelle beigemessen wurde, berechtigt war.

b) Eigene Untersuchungen

1. Methodik

Folgende bakteriologischen Untersuchungen wurden durchgeführt:

1. Abstriche von Patienten bei Klinikaufnahme, vor der Operation, am Ende der Operation und im postoperativen Verlauf.

Entnahmestellen waren: Nasenöffnungen, Haut des Operationsgebietes und Subcutangewebe vor Verschluß der Wunde.

2. Abstriche beim Personal der Klinik von den Nasenöffnungen und der Gesichtshaut. Untersuchungen der Hände durch Auskneten der Finger in Traubenzuckerbouillon mit Zusatz von 3% Tween 80.

Soweit es sich um Personen handelte, die im Operationssaal tätig waren, wurden die Untersuchungen bei Operationsende vorgenommen.

3. Bestimmungen des Bakteriengehaltes in der Luft der Operationsräume durch Aufstellen von Agarplatten. Bei einer Reihe von Operationen wurden Nährböden außerdem direkt in das Operationsfeld gestellt.

4. Untersuchungen der auf den Stationen vorkommenden Staphylokokken. Hierzu wurden Abstriche von Betten und sonstigen Einrichtungs- und Gebrauchsgegenständen abgenommen, außerdem wurden Nährböden während des Bettenmachens in den Zimmern aufgestellt.

5. Bei gestörter Wundheilung Punktion der noch nicht eröffneten Wunde, um Untersuchungsmaterial aus der Tiefe zu gewinnen und Verunreinigungen durch Bakterien von der Hautoberfläche zu vermeiden. Registriert wurde das Vorhandensein oder Fehlen von Entzündungszeichen sowie Aussehen und Geruch des Punktates.

Zur Kulturuntersuchung wurden verwendet:

a) Blutagarnährböden (Hammelblut).

b) Selektivnährböden nach Carantonis und Spink [21]: Nähragar mit Zugabe von 5% Natriumchlorid, 1% Calciumchlorid, 0,5% Lithiumchlorid und 1,5% Eigelb.

c) Drigalski-Nährböden.

d) Clauberg-III-Nährböden.

e) Thioglycolat-Bouillon in der Modifikation von K. Hoffmann zur anaeroben Züchtung.

Material aus Wunden mit gestörter Heilung wurde nicht nur aerob, sondern auch in der anaeroben Kultur untersucht nach der Uhrglasschälchenmethode von W. Herrmann [65] und in Thioglycolat-Bouillon.

Wuchsen bei den Untersuchungen Staphylokokken an, so wurde die Plasmacoagulasereaktion durchgeführt und bei positivem Ausfall die Phagenlysotypie vorgenommen.

Für die Plasmacoagulasereaktion kam das folgende Verfahren mit Humantrockenplasma zur Anwendung:

Das Humantrockenplasma wurde mit dem beigegebenen Lösungsmittel gelöst, in Portionen zu 10 ccm abgefüllt und bis zur Verwendung bei —20° C aufbewahrt. Für die Untersuchungen wurde eine Mischung aus Bouillon (nutrient broth „Difco") und 10% Plasma hergestellt, hiervon je 0,9 ccm in kleine Röhrchen abgefüllt und jedes Röhrchen mit je 0,1 ccm einer Bouillon-Übernachtkultur des zu prüfenden Stammes beschickt; die Röhrchen blieben 4 Std bei 37° C und anschließend 20 Std bei Zimmertemperatur stehen. Bei positivem Ausfall war danach das Coagulum deutlich zu erkennen.

Für die Anlegung anaerober Blutkulturen wurden evakuierte und mit Nährbouillon (Tryptic soy broth; Difco 0370-01) beschickte Kulturfläschchen benutzt.

Typenbestimmung, insbesondere Lysotypie

Für epidemiologische Zwecke ist eine Artbestimmung der isolierten Stämme im allgemeinen nicht ausreichend. Es hat sich gezeigt, daß es bei vielen Bakterienarten möglich ist, die Arten in Untereinheiten, d. h. Typen, aufzugliedern. In ihren Hauptmerkmalen stimmen die Typen innerhalb einer Bakterienart überein. Diese Merkmale bestimmen die Artzugehörigkeit. Die

Typenunterschiede kommen zustande durch die Verschiedenheit irgendeines Merkmals. Sofern diese Merkmalsunterschiede konstant sind, stellen die Bakterientypen wichtige Hilfsmittel für die Aufdeckung epidemiologischer Zusammenhänge dar. Mit Hilfe der Typenbestimmung wird es möglich, Erkrankungen oder latente Infektionen durch Stämme ein- und derselben Bakterienart je nach dem Typenbefund voneinander abzugrenzen und getrennt epidemiologisch zu verfolgen.

Eine Typendifferenzierung kann auf verschiedene Weise vorgenommen werden, z. B. auf Grund von Koloniebesonderheiten (Wuchsformen), oder von unterschiedlich biochemischen Leistungen (Biotypen), nach dem Antigenaufbau (serologische Typen), nach der chemischen Zusammensetzung der Zellwand (Chemotypen) oder nach dem Verhalten (lysosensibel oder -resistent) gegenüber spezifischen Testbakteriophagen (Lysotypen).

In dieser Arbeit wurde die Lysotypie zur Differenzierung der isolierten Staphylococcus aureus-Stämme herangezogen (Brandis, 1957). In der Methodik hielten wir uns an die Empfehlungen des „Subcommittee on Bacteriophage Typing of Staphylococci". Es wurden folgende Testphagen benutzt: a) Gruppe I: 29, 52, 52 A, 79, 80; b) Gruppe II: 3 A, 3 B, 3 C, 55, 71; c) Gruppe III: 6, 7, 42 E, 47, 53, 54, 75, 77, 83 A, 84 (77 Ad), 85 (B 5); d) Gruppe IV: 42 D; e) sonstige Phagen: 81, 187, 825. Die Testphagen wurden mit Ausnahme der Phagen 83 A, 84, 85 sowohl in der Routinetestverdünnung (RTD) als auch in der 1000fachen RTD verwandt.

Als Züchtungsmedium für die Staphylokokken-Stämme diente Nutrient Broth Agar (Difco).

2. Die Bedeutung der bakteriellen Kontamination für die Entstehung von Wundheilungsstörungen

Untersucht wurden Abstriche, die am Ende von Operationen aus der Wunde entnommen worden waren. Abhängig vom bakteriologischen Befund erfolgte eine Aufteilung in Einzelkollektive; für jede Gruppe wurde der Prozentsatz gestörter Wundheilungen ermittelt und als Beobachtungswert bezeichnet (Abb. 7). Diesen gegenübergestellt wurden die Erwartungswerte, die sich folgendermaßen errechneten: Für jede Operation wurde aus der Statistik der Jahre 1952—1965 je nach Art des Eingriffes, Charakteristik der Erkrankung und Alter der Operierten die durchschnittliche Wahrscheinlichkeit des Auftretens von Störungen der Wundheilung ermittelt; aus den Werten für die einzelnen Fälle ergab sich durch Addition und Division der Durchschnittswert für die gesamte Gruppe nach der Methode der erwartungsmäßigen Ereignisse von Freudenberg [41]. Die Differenzen zwischen Beobach-

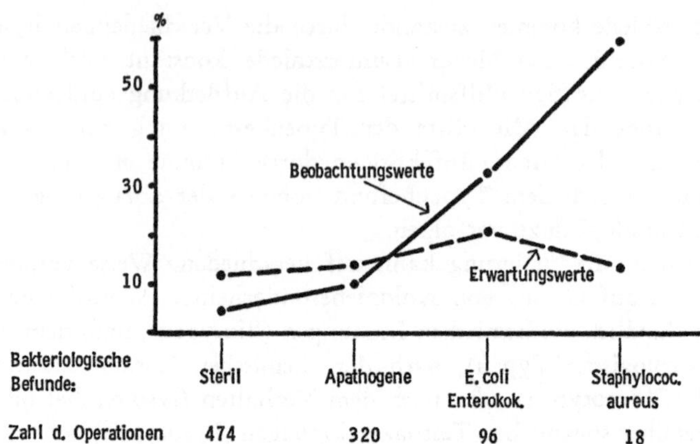

Abb. 7. *Nachgewiesene bakterielle Kontamination der Wunde und Häufigkeit postoperativer Heilungsstörungen.* Ergaben vor Wundverschluß entnommene Abstriche keinen Bakteriennachweis, so traten signifikant seltener Wundheilungsstörungen auf als dem Erwartungswert entsprochen hätte ($p < 0{,}01$). Fanden sich apathogene Bakterien (weiße Staphylokokken u. a.), so waren Beobachtungs- und Erwartungswert praktisch gleich. Signifikant mehr Heilungsstörungen als den Erwartungswerten entsprochen hätte ergaben sich jedoch, wenn Colibakterien oder Enterokokken gefunden wurden ($p < 0{,}05$) bzw. bei Nachweis von Staphylococcus aureus ($p < 0{,}01$)

tungs- und Erwartungswert wurden nach der Binomialverteilung auf Signifikanz geprüft.

Waren die Abstriche steril, so traten mit 5,6% signifikant weniger Wundheilungsstörungen auf, als dem Erwartungswert entsprochen hätte ($p < 0{,}01$). Bei Nachweis apathogener Bakterien waren Beobachtungs- und Erwartungswert praktisch gleich; signifikant mehr Wundheilungsstörungen ergaben sich jedoch, wenn Colibakterien oder Enterokokken in der Wunde gefunden wurden ($p < 0{,}05$) bzw. bei Nachweis von Staphylococcus aureus ($p < 0{,}01$).

Diese Befunde erst veranlaßten uns, in der bakteriellen Kontamination den wichtigsten Faktor bei der Entstehung einer Wundheilungsstörung zu sehen.

3. Das Erregerspektrum bei der gestörten postoperativen Wundheilung

Als Erreger postoperativer Wundinfektionen in der Chirurgie gelten in erster Linie gelbe Staphylokokken, daneben Colibakterien und Enterokokken. Staphylococcus aureus soll nach manchen Autoren mit einem Anteil bis zu 85% dominieren [76, 149].

Tabelle 8. *Bakteriologische Befunde bei postoperativen Störungen der Wundheilung (1964—1968)*

Alleinige oder vorherrschende Bakterienart	Januar 1964—Juni 1965 Nachweis in		Juli 1965—Dezember 1968 Nachweis in	
	Zahl der Wunden	% der Wunden	Zahl der Wunden	% der Wunden
Staphylococcus aureus	52	33,4	63	16,4
Anaerobier (Bacteroides, Corynebacterium, anaerobe Streptokokken u. a.)	20	12,8	131	34,1
Escherichia coli; Enterokokken und sonstige aerobe Darmbakterien	54	34,6	58	15,1
Proteus	5	3,2	15	3,9
Streptokokken (aerobe)	1	0,6	15	3,9
Sonstige	16	10,3	47	12,3
Steril	8	5,1	55	14,3
Gesamt	156	100,0	348	100,0

Aufgrund verschiedener Beobachtungen zweifelten wir an der Berechtigung dieser üblichen Ansicht [53], ebenso erschien es uns als nicht genügend gesichert, manche Formen der gestörten Wundheilung als primär aseptische zu bezeichnen. Unsere bakteriologischen Ergebnisse (Tabelle 8) weichen in der Tat erheblich von den Angaben in der Literatur ab, dies ist durch folgende Umstände im wesentlichen bedingt:

1. Bei gestörter Wundheilung wurde grundsätzlich durch Punktion Untersuchungsmaterial aus der Tiefe der noch nicht eröffneten Wunde gewonnen; dadurch wurden Verunreinigungen durch Staphylokokken oder sonstige Bakterien von der Haut am Wundrand vermieden.

2. Grundsätzlich wurde nicht nur auf Aerobier, sondern auch auf Anaerobier untersucht; unterbleibt letzteres, so werden nur die meist in geringer Zahl vorhandenen aeroben Begleitbakterien nachgewiesen.

Staphylococcus aureus wurde anfangs bei 33,4%, später bei 16,4% aller Wundheilungsstörungen gefunden. (Auf die Ursache dieses Rückganges wird unten eingegangen.)

Anaerobier, erstmals im Januar 1964 bei einer Wundinfektion nach Probelaparotomie von uns festgestellt, konnten mit zunehmender Verbesserung der Untersuchungstechnik immer häufiger nachgewiesen werden; seit

Mitte 1965 wurden grampositive oder gramnegative sporenlose Anaerobier bei 34,1% aller Wundheilungsstörungen allein oder neben Aerobiern gefunden. Klinisch handelte es sich dabei um Befunde, die bislang überwiegend als Coliinfektionen, vereinzelt aber auch als aseptische Störungen mißdeutet wurden.

Escherichia coli, Enterokokken und sonstige aerobe Darmbakterien als alleinige Erreger bei gestörter Wundheilung fanden sich in dem Maße seltener, wie die anaerobe Untersuchungstechnik verbessert wurde; auf sie entfiel in den letzten Jahren lediglich noch ein Anteil von 15,1%.

Eine Auswertung für den zweiten Teil der Untersuchungsperiode, aufgegliedert in *Wundheilungsstörungen nach* bedingt aseptischen bzw. streng aseptischen Eingriffen zeigt bei *bedingt aseptischen Operationen Anaerobier mit 41,4% an der Spitze* liegend vor Staphylococcus aureus mit 11,3%; bei Störungen *nach streng aseptischen Eingriffen* dagegen führt *Staphylococcus aureus mit 34,4%*, während auf Anaerobier 16,2% entfallen.

4. Staphylokokkeninfektionen und Staphylokokkenhospitalismus

Staphylokokken wurden als Erreger von Wundheilungsstörungen bei unseren Untersuchungen zwar nicht so häufig gefunden wie nach der Literatur zu erwarten war. Trotzdem kommt ihnen eine besondere Bedeutung zu, da sie in erster Linie für Wundinfektionen nach streng aseptischen Operationen verantwortlich sind, wo Störungen der Wundheilung zu außerordentlich schwerwiegenden Komplikationen führen können.

Die Aufklärung der Infektionswege ist bei den Staphylokokkeninfektionen schwierig. Vorliegende Publikationen konzentrieren sich meist auf jeweils eine der verschiedenen potentiellen Infektionsquellen:

Wie schon kurz erwähnt, wurde vielfach auf die Gefahren hingewiesen, die von Eigenstämmen der Patienten ausgehen [63, 132, 167, 170]. Nicht weniger häufig finden sich Veröffentlichungen, die auf Patienten mit Staphylokokkeninfektionen als Hauptquelle für die Weiterverbreitung von Staphylokokken aufmerksam machen [19, 23, 98, 141].

Besondere Beachtung fanden Berichte, die Keimträger unter dem Personal im Operationssaal als Infektionsquelle in den Vordergrund stellen [99, 140, 142] bzw. in den Keimträgern unter dem Personal „die primäre, nie versiegende Infektionsquelle ihrer Umgebung" sahen [90].

Das Ziel unserer Untersuchungen war es, die tatsächliche Bedeutung der verschiedenen Infektionswege gegeneinander abzugrenzen. Zu diesem Zweck war es notwendig, die wahrscheinlich wichtigsten der potentiellen Infektionsquellen gleichzeitig unter Kontrolle zu halten; nur dann bestand Aussicht, im Falle des Auftretens einer Infektion auf den Infektionsweg schließen zu können, dies bedeutete, daß die Untersuchungen bereits präoperativ beginnen mußten; es waren alle Patienten zu erfassen, d. h. auch jene mehr als 95% der Operierten, bei denen die Wundheilung postoperativ störungsfrei verlaufen oder auftretende Störungen nicht durch Staphylokokken bedingt sein würden.

a) Nachweis von Staphylococcus aureus und spezieller Hospitalstämme in der Klinik

Schon die globale Auswertung ergab bemerkenswerte Aufschlüsse (Tabelle 9): Staphylococcus aureus fand sich bei 29,1% der Patienten am Tage der Klinikaufnahme in Nasen- und Rachenabstrichen und bei 8,5% in Abstrichen von der Haut des Operationsfeldes; 7—10 Tage nach der Operation waren diese Quoten auf 38,7 bzw. 16,2% angestiegen.

Beim Stationspersonal wurde Staphylococcus aureus in 44,0%, bei Ärzten und Operationspersonal in 28,2% der untersuchten Nasenabstriche nachgewiesen. Ständig negativ bei wiederholten Untersuchungen waren vom Stationspersonal 26%, von Ärzten und Operationspersonal 30%; ein großer Teil dieser Personen war bereits mehr als 10 oder 20 Jahre an der Klinik tätig.

Literaturangaben zum Staphylokokkenhospitalismus, wonach im Hinblick auf „das Keimträgertum von Patienten und Personal" man „mit einer praktisch 100%igen Durchseuchung rechnen" [54 b] müsse, ließen sich somit nicht bestätigen.

In der Luft der Operationsräume wurden bei 8,2% von 521 überwachten Operationen Kolonien von Staphylococcus aureus nachgewiesen.

Auf den Stationen ergab die Untersuchung von Betten und sonstigem Inventar in 43,3% der Proben Staphylococcus aureus.

Die *Phagenlysotypie der Erreger von Staphylokokkenwundinfektionen* aus den Jahren 1963—1966 (Tabelle 10) zeigte 52 verschiedene Lysisbilder neben Stämmen, die keine Reaktion mit den eingesetzten Testphagen ergaben.

Die *Lysisbilder sonstiger Patientenstämme*, die von Haut und Schleimhäuten bei Klinikaufnahme, am Tag vor der Operation bzw. am 7.—10. postoperativen Tag stammten (Tabelle 11), boten mit 248 Lysisbildern neben nicht typisierbaren Stämmen ein noch vielfältigeres Spektrum als die Infektionserreger. Erschienen diese Ergebnisse zunächst vielleicht verwirrend, so zeigte sich bei genauerer Analyse doch, daß Stämme bestimmter Lysisbilder besonders häufig in der Klinik erworben wurden: Auf Stämme mit den Lysisbildern III 53, III 53/77, III 77 und III 83 A entfiel ein Anteil von *6,6%* am Aufnahmetag, *13,8%* am Tag vor der Operation und *30,0%* am 7.—10. postoperativen Tag.

Bakteriologie der gestörten postoperativen Wundheilung

Tabelle 9. *Nachweis von Staphylococcus aureus in der Klinik (1963—1965)*

Untersuchtes Kollektiv	Gesamtzahl der untersuchten Personen	Gesamtzahl der Unter-suchungen	Plasma-coagulase-positive Staphylo-kokken in % der Unter-suchungen	Prozent des Nachweises von Staphylo-coccus aureus, bezogen auf untersuchte Personen [b]
Patienten: Nase/Rachen				
Aufnahmetag	268	268	29,1	29,1
Tag vor Operation	1738	1738	28,4	28,4
7.—10. postoperativer Tag	746	746	38,7	38,7
Patienten: Haut des Operationsfeldes				
Aufnahmetag	164	164	8,5	8,5
Tag vor Operation	1520	1520	9,5	9,5
7.—10. postoperativer Tag	568	568	16,2	16,2
Stationspersonal				
Nase	169	314	44,0	43,2
Haut (Gesicht)	166	301	22,3	23,5
Hände [a]	110	142	20,4	17,3
Ärzte und Operations-personal				
Nase	107	1618	28,2	39,0
Haut (Gesicht)	107	1361	6,8	16,1
Hände [a]	47	1291	0,9	4,3
Operationsräume: Luft [c]	—	521	8,2	—
Stationen: Betten und sonst. Inventar	—	212	43,3	—

[a] Bei Ärzten und Operationspersonal postoperativ nach Abziehen der Handschuhe untersucht. Beim Stationspersonal wurde nach Waschen der Hände untersucht; meist handelte es sich hierbei um eine einfache Seifenwaschung, jedoch waren Dauer der Waschung und evtl. Benutzung zusätzlicher Desinfektionsmittel freigestellt und entsprachen den auf den Stationen üblichen Gepflogenheiten. Auf diese Weise sollte erreicht werden, daß Anflugkeime, die nach Art und Zahl vom Zufall der gerade zuvor ausgeübten Tätigkeit abhängig gewesen wären, zuvor abgewaschen wurden.

[b] Ausgewertet wurde in dieser Spalte von jeder Person das Ergebnis der erstmaligen Abstrichuntersuchung.

[c] Geprüft durch Aufstellung von Agarplatten.

Tabelle 10. *Postoperative Wundinfektionen durch Staphylokokken (1963—1966)*

Lysisbild der Infektionserreger	Reine Staphylokokken-Infektionen [a] (in Klammern Mischinfektionen [b])	
I 29/52	3	
I 29/81/825		
I 29/52/52 A/80		
I 52	7	
I 52/52 A		
I 52/52 A/80		
I 52/52 A/80/81		
I 52/81/825		
I 79	2	(2)
I 80	4	
I 80/81/825		
I 80/81		
II 3 A		
II 3 A/3 B/3 C/55/71		
II 3 C/71	4	(1)
II 3 C/55/71		
III 6/47	4	
III 6/7/47/54/825		
III 6/7/47/54/75/825		
III 6/47/53/54/75/77/83 A		
III 7/47/54	3	
III 7/42 E/53/54/83 A		
III 7/47/53/54/77		
III 47/825	3	
III 47/81/825		
III 47/53/54/77/81/825		
III 53	5	
III 53/77	1	
III 53/83 A	1	
III 53/54/83 A	1	(1)
III 54/83 A		
III 75/77	1	
III 77	16	
III 83 A	7	
M 81	8	
M 81/825		
III 84	—	(1)
825	1	
III 84/85/D	—	(1)
Keiner Lysogruppe zuzuordnen	13	
NT [c]	10	(1)

[a] Bei 3 Infektionen wurden gleichzeitig Staphylokokken zweier verschiedener Lysisbilder in der Wunde nachgewiesen: III 53 und 825; I 80/81 und 47/77/81/825; M 81 und 52/52 A/47/54/825.

[b] Neben Staphylokokken sonstige Bakterien nachgewiesen.

[c] NT = keine Reaktion mit den Testphagen bei 1000facher RTD.

Bakteriologie der gestörten postoperativen Wundheilung

Tabelle 11. *Lysotypie von Staphylococcus aureus aus Nasen-, Rachen- und Hautabstrichen der Patienten (1963—1965)*

Lysisbilder	Aufnahmetag in %	Tag vor Operation in %	7.—10. postoperativer Tag in %
Lysogruppe I (49 Lysisbilder)	27,2%	26,1%	18,0%
Lysogruppe II (13 Lysisbilder)	8,7%	8,3%	4,8%
Lysogruppe III *53* *53/77* *77* *83 A*	*6,6%*	*13,8%*	*30,0%*
71 sonstige Lysisbilder	14,1%	15,0%	15,7%
113 sonstige Lysisbilder	28,2%	24,4%	20,1%
NT	15,2%	12,4%	11,4%
Zahl der Stämme	92 = 100,0%	653 = 100,0%	377 = 100,0%

Tabelle 12. *Lysotypie der von Patienten in der Klinik erworbenen Staphylokokkenstämme und deren Anteil an Wundinfektionen*

Lysisbilder	Patienten, die 1963—1965 in der Klinik Staphylokokken dieser Lysisbilder erwarben, in % der Gesamtzahl	Anteil dieser Lysisbilder 1963—1965 an Gesamtzahl untersuchter Staphylokokken-Wundinfektionen
III 53 und III 53/57	21,1	6 ⎫
III 77	12,7	16 ⎬ 36,6%
III 83 A	11,3	4 ⎭
III 84	7,0	—
I 80/81/825	3,5	1
I 29	2,8	—
III 47	2,8	—
37 sonstige Lysisbilder	31,8	41
NT	7,0	6
Zahl der Stämme	142 = 100,0%	74mal bei 71 Infektionen

Hospitalstämme: Der Verdacht, daß es sich bei Staphylokokken der Lysisbilder III 53, III 53/77, III 77 und III 83 A um Hospitalstämme handeln könnte, bestätigte sich durch eine spezielle Auswertung der Befunde bei 491 Patienten, von denen in jedem Fall sowohl prä- als auch postoperative Abstriche von Nasenschleimhaut und Haut des Operationsgebietes vorlagen; von ihnen hatten 142 Patienten (= 28,5%) in der Klinik Staphylokokken erworben (Tabelle 12); dabei handelte es sich zu 33,8% um die Lysisbilder III 53, III 53/77 oder III 77, zu 11,3% um III 83 A und zu 7% um III 84. Der Rest verteilte sich auf 37 verschiedene Lysisbilder bzw. nicht typisierbare Stämme.

Die als Hospitalstaphylokokken anzusprechenden Stämme der Lysisbilder III 53, III 53/77, III 77 und III 83 A fanden sich während des gleichen Zeitraumes bei 36,6% aller reinen Staphylokokken-Wundinfektionen; III 84 dagegen, mit 7% auch relativ häufig in der Klinik erworben und darum ebenfalls als Hospitalstaphylokokken anzusehen, wurde als Erreger reiner Staphylokokkeninfektionen nicht isoliert.

β) Zur Frage des Zeitpunktes der bakteriellen Kontamination der Wunde

Bei der Analyse der Infektionswege ist davon auszugehen, daß Bakterien, die nach einer aseptischen Operation eine Wundinfektion auslösen, während der Operation in die offene Wunde gelangt sein müssen. Als völlig unwahrscheinlich muß die Vorstellung bezeichnet werden, daß Bakterien auch postoperativ von außen in die vernähte und durch Fibrin verklebte Wunde eindringen könnten. Tatsächlich liegt jedoch die zuletzt genannte These namhaften Veröffentlichungen zur Epidemiologie der Staphylokokken-Wundinfektion zugrunde [64, 141]. Als Unterscheidungsmerkmal zwischen Infektionen, die im Operationssaal, und anderen, die auf der Station entstanden sein sollen, diente der Zeitpunkt des Manifestwerdens der Infektion [141]: Wurde sie vor dem Ziehen der Fäden sichtbar, so sollte sie ihren Ursprung im Operationssaal haben, machte sie sich dagegen erst später bemerkbar, so sollte sie auf der Station entstanden sein. Eine solche Einteilung erscheint willkürlich gewählt und widerspricht der klinisch-bakteriologischen Erfahrung. Die Zeitspanne von der Operation bis zum Sichtbarwerden der Infektion kann durchaus zwei und mehr Wochen betragen, ohne daß ein Zweifel darüber möglich wäre, daß die Erreger bereits bei der Operation in die Wunde gelangten: z. B. wenn eine Staphylokokken-Infektion dem Lysisbild nach auf eine Person im Operationsteam zurückgeführt werden muß oder wenn nach Operationen am Magen-Darmtrakt Infektionen auftreten, deren Erreger normalerweise im Verdauungstrakt vorkommen. Die verschieden lange Dauer bis zur Manifestation läßt sich zwangsloser durch Unterschiede in Zahl und Virulenz der Bakterien einerseits und der Abwehrkraft des Organismus andererseits erklären.

γ) Epidemiologie der Staphylokokken-Wundinfektion

Infektionen durch Hospitalstämme: Für Wundinfektionen durch Staphylokokken der dominierenden Hospitalstämme III 53, III 53/77 und III 77 (Tabelle 13 a) kamen Ärzte und Operationspersonal als Ausgangspunkt nicht in Betracht, da sich unter ihnen keine entsprechenden Keimträger fanden.

Bakteriologie der gestörten postoperativen Wundheilung

Tabelle 13a—d. *Beispiele für die verschiedenen Wege der Staphylokokken-Infektion primär verschlossener Wunden*

Infektion erfolgte nach:		a) Cholecyst-ektomie (Pat. G. R.)	b) Mamma-Amputation (Pat. G. A.)	c) Magen-resektion (Pat. Sch. J.)	d) Thorakotomie (Pat. T. H.)
Patient	Aufnahmetag		N: III 47/825/+ H: neg.	N: neg. R: neg. H: neg.	N: neg. H: neg.
	Tag vor Operation	N: neg. H: neg.	N: III 47/825/+ H: neg.	N: I 29 R: neg. H: I 29	N: neg. H: neg.
	Postoperativ	6. Tag N: neg. H: neg.	N: ∅	N: I 29	N: neg.
		10. Tag N: neg. H: neg.	H: ∅	R: I 29 H: I 29	H: neg.
	Infizierte Wunde	III 53	III 47/825/+	II 3 C/55/71	III 6/47/53/ 54/75/77/83 A
Op.-Team	Operateur	neg.	II 3 A	neg.	neg.
	1. Assistent	neg.	neg.	neg.	NT
	2. Assistent	I 29/81/825	I 29/52	II 3 C/55/71	80/75
	3. Assistent	neg.	II 3 C/55/1	—	
	Anaesthesist	neg.	neg.	NT	NT
	Op.-Schwester	neg.	III 6/7/4/53/54/ 75/83 A/825/+	I 80/81/825	neg.

Abkürzungen:

Zahlen	= Lysisbilder
NT	= nicht typisierbare Stämme
neg.	= kein Nachweis von Staphylococcus aureus
∅	= keine Untersuchung durchgeführt
—	= eine entsprechende Person war nicht eingeteilt
N	= Nasenabstrich
H	= Abstrich von der Haut des Operationsgebietes
R	= Rachenabstrich

a) Die Infektion erfolgte durch Staphylokken mit dem Lysisbild III 53, die zu den vorherrschenden Hospitalstämmen gehörten. Weder Patient noch Operationsteam waren Träger von Staphylokokken dieses Lysisbildes. Die Erreger wurden aller Wahrscheinlichkeit nach von den Stationen in den Operationssaal eingeschleppt und gelangten hier aerogen in die offene Wunde.

b) Der Patient war bereits bei Aufnahme in die Klinik Träger von Staphylokokken mit dem gleichen Lysisbild (III 47/825/+), wie es auch die Erreger der Wundinfektion zeigten.

c) Die Infektionserreger zeigten das gleiche Lysisbild (II 3 C/55/71) wie eine Person im Operationsteam, die als Infektionsquelle angesehen werden muß.

d) Staphylokokken mit dem Lysisbild der Infektionserreger (III 6/47/53/54/75/77/83 A) waren weder präoperativ beim Patienten noch beim Operationsteam nachzuweisen; sie sind wahrscheinlich von den Stationen eingeschleppt worden, wobei es sich um Hospitalstaphylokokken im weiteren Sinne gehandelt haben dürfte.

Es werden zwar in Tabelle 14 unter „Ärzte und Operationspersonal" 4 Stämme der Lysisbilder III 53, III 53/77 bzw. III 77 aufgeführt, doch fanden sich diese bei 4 verschiedenen Personen nur je einmal und waren bei der nächsten Abstrichkontrolle wieder verschwunden; es dürfte sich demnach um zufällig erfaßte Anflugkeime gehandelt haben. Keine dieser Personen war im übrigen zur fraglichen Zeit an Operationen beteiligt, nach denen es zu Wundinfektionen durch Hospitalstaphylokokken der Lysisbilder III 53, III 53/77 oder III 77 kam.

Wenn trotz des Fehlens von Keimträgern unter Ärzten und Operationspersonal Staphylokokken der Lysisbilder III 53 und III 77 in der Luft der Operationsräume nachgewiesen wurden, so kann kein Zweifel über den Ursprung dieser Staphylokokken bestehen: Beim Stationspersonal zeigten 20% und bei Untersuchungen des Inventars der Stationen (in erster Linie Betten) 21,6% der isolierten Stämme die Lysisbilder III 53, III 53/77 und III 77 (Tabelle 14). Von hier dürften die Hospitalstämme beim Transport der Patienten in den Operationssaal eingeschleppt worden sein. Dies konnte in folgender Weise geschehen:

a) Durch das Stationspersonal, das die Patienten bis in die Vorräume der Operationssäle brachte.

b) Mittels der beim Transport benutzten Betten bzw. Krankenfahrgeräte.

c) Durch Patienten, die präoperativ zu Trägern von Hospitalstaphylokokken geworden waren.

Infektionen durch Eigenstämme der Patienten: Sie wurden bei 14 von 55 epidemiologisch vollständig untersuchten Staphylokokken-Wundinfektionen nachgewiesen. Nur zum kleineren Teil (3mal) handelte es sich dabei um Stämme mit dem Lysisbild der dominierenden Hospitalstaphylokokken III 53, III 53/77 oder III 77, überwiegend vielmehr um Stämme verschiedener Lysisbilder, die vielfach schon am Aufnahmetag nachgewiesen werden konnten (Tabelle 13 b).

Der Anteil der Eigenstämme unter den Erregern postoperativer Staphylokokken-Wundinfektionen ist demnach geringer, als nach manchen Veröffentlichungen [63, 64, 132, 170] zu vermuten war. Diese Diskrepanz be-

Tabelle 14. *Lysotypie von Staphylokokkenstämmen, die bei Untersuchungen des Personals, des Stationsinventars und der Luft in den Operationsräumen isoliert wurden*

| Lysisbilder | Stationen | | | | Operationsräume | | | |
| | Personal | | Inventar | | Personal | | Luft | |
	Zahl	in % der Gesamtzahl	Zahl	in % der Gesamtzahl	Zahl	in % der Gesamtzahl	Zahl	in % der Gesamtzahl
III 53	21	8,4 ⎫	11	12,5 ⎫	1	0,2	1	2,5 ⎫
III 53/77	11	4,4 ⎬ 20,0	1	1,1 ⎬ 21,6	1	0,2	—	— ⎬ 10,0
III 77	18	7,2 ⎭	7	8,0 ⎭	2	0,3	3	7,5 ⎭
III 83 A	13	5,2	4	4,5	37	6,4	6	15,0
III 84	2	0,8	2	2,3	9	1,6	1	2,5
Sonst. Lysisbilder	157	62,8	48	54,6	440	76,4	26	65,0
NT	28	11,2	15	17,0	86	14,9	3	7,5
Gesamtzahl durch Lysotypie untersuchter Stämme	250 = 100,0%		88 = 100,0%		576 = 100,0%		40 = 100,0%	

ruht offenbar auf einer unterschiedlichen Definition des Begriffes „Eigenstämme"; als solche können aber nur Erreger angesprochen werden, die bereits präoperativ beim Patienten nachgewiesen wurden, da Bakterien nur
dann zur Infektion einer primär verschlossenen Wunde führen können,
wenn sie im Operationssaal in die noch offene Wunde gelangten. Die An-
gabe von Robertson [132], daß Träger von Staphylococcus aureus unter
den Patienten signifikant häufiger als Nicht-Keimträger von Wundinfektionen betroffen seien (26,8% gegenüber 5,9%) konnten wir nicht bestätigen,
sondern fanden ein Verhältnis von 10,7% zu 9,2%.

Infektionen durch Keimträger im Operationsteam: Sie sind mit großer
Wahrscheinlichkeit die Ursache für 9 von 55 Staphylokokken-Infektionen
gewesen (Beispiel: Tabelle 13 c). Infektionsquelle waren 7 verschiedene Personen, davon 6 je einmal und eine Person dreimal[3]. Den Keimträgern
kommt demnach nicht eine so überragende Bedeutung zu, wie auf Grund
einiger Publikationen vermutet werden konnte [90, 99, 140, 142]; die dort
gezogenen Schlußfolgerungen beruhen bei näherer Betrachtung im wesentlichen auch nur auf der Tatsache, daß sich bei Personen im Operationsteam
Staphylokokken nachweisen ließen, die das gleiche Lysisbild zeigten wie
Stämme, die aus Wundinfektionen isoliert worden waren; es wurde weder
ausgeschlossen, daß die Patienten bereits präoperativ die Infektionserreger
auf den Stationen erworben hatten, noch daß die Infektionsstämme beim
Transport der Patienten von den Stationen in den Operationssaal eingeschleppt wurden.

Infektionen durch sonstige Stämme: Sie lagen bei 17 von 55 Staphylokokken-Infektionen vor (Beispiel: Tabelle 13 d). Bei den Erregern konnte
es sich teils um unerkannte Eigenstämme[4] handeln, in erster Linie jedoch
wohl um Staphylokokken, die beim Transport der Patienten von den Stationen in den Operationssaal eingeschleppt wurden; allerdings handelte es
sich hier nicht um die dominierenden Hospitalstämme III 53, III 53/77,
III 77 und III 83 A, sondern um Hospitalstaphylokokken im weiteren
Sinne[5]. Ausgeschlossen werden kann für diese Infektionen lediglich weitgehend, daß Personen im Operationsteam als Ausgangspunkt in Frage
kommen.

---

[3] Bezogen auf die Gesamtzahl der Eingriffe, an denen dieser Keimträger mit-
wirkte, wurde er bei 0,6% der Operationen zum Ausgangspunkt einer Infektion.

[4] Ein einmaliger negativer Befund schließt das Vorhandensein pathogener Staphylokokken nicht aus.

[5] Unter Hospitalstämmen im weiteren Sinne werden sämtliche in der Klinik
vorhandenen gelben Staphylokokken verstanden; denn Staphylokokken, die von
einem Patienten als Eigenstamm eingeschleppt wurden, sind für die übrigen Patienten, falls sie diese erwerben oder sich an ihnen infizieren, bereits Hospitalstämme
im weiteren Sinne; Hospitalstaphylokokken im engeren Sinne sind dagegen die
über längere Zeit der Häufigkeit nach vorherrschenden Stämme.

Bakteriologie der gestörten postoperativen Wundheilung

Zusammenfassend ist zur Epidemiologie der Wundinfektionen durch Staphylokokken festzustellen (Tabelle 15):

Tabelle 15. *Epidemiologie der Staphylokokken-Wundinfektionen (1963—1966)* [a]

Infektionserreger waren:	Zahl der Infektionen
Vorherrschende Hospitalstämme III 53, III 53/77, III 53/83 A, III 77, III 83 A	18
Eigenstämme der Operierten [b]	11
Beim Op.-Team nachgewiesene Stämme	9
Sonstige (unerkannte) Eigenstämme der Operierten oder von den Stationen eingeschleppte Staphylokokken mit selteneren Lysisbildern [c]	17
Gesamtzahl	55

[a] Nur Infektionen bei Patienten, von denen auch präoperativ Abstriche untersucht werden konnten.
[b] Ohne präoperativ erworbene Hospitalstämme.
[c] Hospitalstaphylokokken im weiteren Sinne.

1. Rund ein *Drittel* (18 von 55) wurde *durch vorherrschende Hospitalstämme* der Lysisbilder III 53, III 53/77, III 53/83 A, III 77 und III 83 A hervorgerufen (nur 3 dieser Patienten hatten die Erreger bereits präoperativ erworben).

2. *Eigenstämme der Operierten* (ohne präoperativ erworbene Hospitalstämme) waren für ein *Fünftel der Infektionen* (11 von 55) verantwortlich.

3. *Personalstämme* aus den Operationsteams riefen ein *Sechstel der Infektionen* (9 von 55) hervor.

4. *Hospitalstaphylokokken im weiteren Sinne* [5] *oder unerkannte Eigenstämme* waren Ursache für *fast ein Drittel der Infektionen* (17 von 55).

δ) *Verhütung von Staphylokokken-Infektionen*

Vier Fünftel aller Staphylokokken-Infektionen gehen, wie gezeigt wurde, auf Erreger zurück, die von den Stationen in die Operationsräume mitgebracht wurden; hierbei handelte es sich um die dominierenden Hospitalstämme, Eigenstämme der Operierten und um jene Gruppe, die sich aus unerkannten Eigenstämmen der Patienten und Hospitalstaphylokokken im weiteren Sinne zusammensetzt (Tabelle 15). Will man die Einschleppung dieser Bakterien in den Operationssaal verhindern, so ist als erstes der Staphylokokken-Hospitalismus auf den Stationen zu beseitigen. Dies ist auch ohne Bettenzentrale mit relativ geringem Aufwand möglich, wie das folgende Beispiel zeigt:

Nach Einführen der Bettendesinfektion [6] wurden seit Anfang 1966 keine Wundinfektionen durch die bis dahin dominierenden Hospitalstaphylokokken der Lysisbilder III 53, III 53/77 und III 77 mehr beobachtet, die in den Jahren 1963—1965 für 31% der Staphylokokken-Infektionen verantwortlich waren. Gleichzeitig ging aber auch beim Personal die Häufigkeit des Nachweises dieser Hospitalstämme stark zurück, ohne daß direkte Maßnahmen bei den Keimträgern durchgeführt worden wären (Abb. 8): Zeigten 1963—1965 21% aller vom Personal stammenden Stämme von Staphylococcus aureus das Lysisbild III 53, III 53/77 oder III 77, so fiel dieser Prozentsatz 1966 auf 4% und 1967 auf 0,6%.

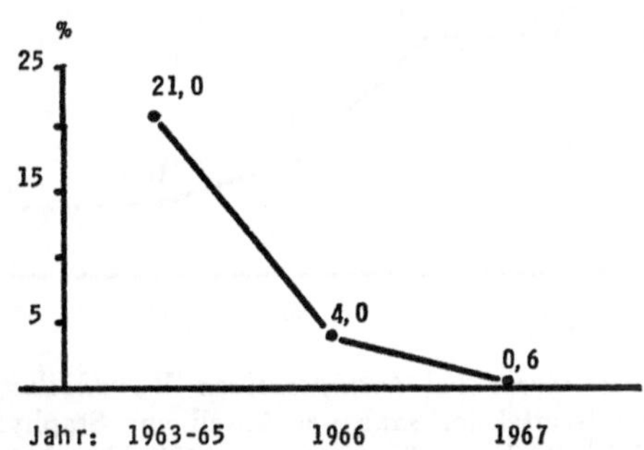

Abb. 8. *Nachweis der vorherrschenden Hospitalstaphylokokken beim Stationspersonal.* Nach Einführung der Bettendesinfektion verschwanden die bis dahin vorherrschenden Hospitalstämme III 53 und III 77 beim Stationspersonal fast vollständig, ohne daß besondere Maßnahmen durchgeführt worden wären

Ebenfalls auf die Bekämpfung des Hospitalismus dürfte zurückzuführen sein, daß sich die Häufigkeit des Nachweises von Staphylococcus aureus insgesamt bei postoperativen Wundheilungsstörungen stark verminderte (Abb. 9): Wurden 1964 und 1965 bei jeweils rund 36% der Wundheilungsstörungen gelbe Staphylokokken nachgewiesen, so fiel diese Quote 1966 auf 17,4% und lag 1967 und 1968 bei 10,8 bzw. 10,3%.

---

[6] Sie erfolgte bei Fehlen einer Bettzentrale in der Weise, daß benutzte Matratzen in der Zentralwaschanstalt mittels Dampf desinfiziert wurden, während die Bettgestelle auf den Stationen mit Desinfektionslösungen abgewaschen wurden.

In Neubauten und überall dort, wo ein Höchstmaß an Asepsis zu fordern ist, sollte zusätzlich auf eine epidemiologisch wirkungsvolle Trennung zwischen Betten- und Operationstrakt nicht verzichtet werden, denn auf den Stationen ist, auch wenn der Staphylokokken-Hospitalismus im engeren Sinne beseitigt ist und sein Wiederaufkommen verhindert wird, trotzdem noch mit einer gewissen Keimdichte zu rechnen, da jeder dritte neu aufgenommene Patient trotz Fehlens einer manifesten Infektion Träger von Staphylococcus aureus ist (Tabelle 9). Zur wirksamen Abschirmung der Operationsräume von den Stationen ist eine Schleuse zwischen Bettentrakt und Operationstrakt erforderlich, in der potentielle Träger von Hospitalkeimen (Stationspersonal, Betten) zurückbleiben, und der weitere Transport der Patienten durch das Personal des Operationstraktes erfolgt; ebenfalls hier ist vom Personal vor Betreten des Operationstraktes die auf den Stationen getragene Kleidung abzulegen.

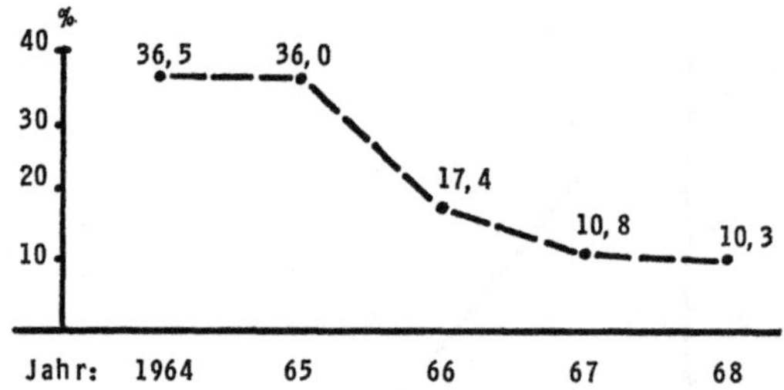

Abb. 9. *Staphylococcus aureus bei postoperativen Wundheilungsstörungen.* Nach Einführung der Bettendesinfektion sank der Anteil von Staphylococcus aureus an den postoperativen Wundheilungsstörungen von 36% bis 1965 über 17,4% 1966 auf rund 10% in den Jahren 1967 und 1968

Allgemein anerkannt ist die Notwendigkeit, Infektionen auf septischen Stationen zu isolieren; die Bedeutung dieser Maßnahme wird unterstrichen durch Feststellungen, nach denen Patienten mit eiternden Wunden 10- bis 15mal mehr Keime in ihre Umgebung streuen, als Kranke, die lediglich pathogene Bakterien im Nasen-Rachenraum beherbergen [19]. Ungenügend ist allerdings die Isolierung auf Zimmern oder Stationen, die auf dem gleichen Flur wie aseptische Stationen liegen. Wo das nicht zu vermeiden ist, wie in den meisten bereits bestehenden Häusern, sollten auch die meist länger liegenden Patienten der septischen Stationen in regelmäßigen Abständen ein desinfiziertes Bett erhalten und ebenso turnusgemäß ganze Zimmer geräumt und desinfiziert werden.

Ein oft vernachlässigter Faktor im Kampf gegen den Hospitalismus ist die *Grobdesinfektion* auf den Stationen und in den Operationsräumen. Bei zahlreichen Stichproben enthielt das zum Aufwischen der Böden benutzte Wasser entweder überhaupt keine Desinfektionsmittel oder in absolut unzureichender Konzentration; vielfach waren nur waschaktive Substanzen zugesetzt worden.

Die Infektionen durch mitgebrachte Eigenstämme der Patienten (Tabelle 15) weist auf eine Insuffizienz der üblichen präoperativen Hautdesinfektionen hin. Sie erfolgte nach zweimaligem Abreiben mit Jodbenzin durch Anstreichen mit Jodtinktur; bei der Kürze der Einwirkungszeit kann eine genügende Tiefenwirkung nicht erwartet werden. Seit langem bekannt ist ja von der präoperativen Händedesinfektion, daß der Grad der erreichten Keimverminderung nicht nur von der Art des angewandten Präparates, sondern ebenso von der Zeitdauer der Anwendung abhängt: Nach Seifenwaschung und 2 min Alkoholeinwirkung fanden sich an den Händen noch 16,8% der Ausgangskeimzahl, nach 5 min dagegen nur noch 0,7 bis 2,8% [52]; ähnlich nach den heute meist benutzten Präparaten zur Händedesinfektion nach 5 min noch 6,5%, nach 10 min dagegen nur 0,9% der Ausgangskeimzahl [43].

Das Überkleben der Haut vor dem Schnitt mit Folien bietet keinen befriedigenden Ersatz für eine ausreichende Hautdesinfektion, da die Folien am Wundrand meist nicht genügend haften. Wir versuchen den Zeitfaktor auch in der Hautdesinfektion wirksam werden zu lassen: Die Patienten baden am Abend vor der Operation unter Zusatz eines Desinfektionsmittels [7], das nach dem Bad in Form einer 1%igen Creme auf die Haut des Operationsgebietes aufgetragen wird. Anschließend wird das eingecremte Feld mit sterilen Kompressen abgedeckt, die erst im Operationssaal entfernt werden. Wir haben bei inzwischen über 1000 Patienten keine Hautreizungen oder sonstigen Unverträglichkeitserscheinungen feststellen können.

Infektionen durch Personen im Operationsteam sind am schwierigsten zu verhüten. Modifikationen an Art und Trageweise der Gesichtsmasken können keine Abhilfe bringen, denn nach Duguid u. Wallace [30], Hare u. Thomas [57] sowie eigene Erfahrungen kann es als sicher gelten, daß pathogene Staphylokokken aus dem Nasen-Rachenraum nicht direkt in die Luft freigesetzt werden, sondern zunächst an Haut und Kleidung gelangen müssen und von dort bei Bewegungen freigesetzt werden, wobei Textilstaub oder abgeschilferte Hautpartikel als Vehikel dienen. Das Ausmaß der Keimfreisetzung wächst mit der Intensität der durchgeführten Bewegungen und ist gleichzeitig von der Art der überzogenen Schutzkleidung abhängig. Dieser Mechanismus erklärt die eigene Beobachtung, daß unter Operations-

---

[7] Hibithane (Chlorhexidine der Firma ICI). Die antibakterielle Wirkung des Präparates wurde von Kienholz u. Hennes [89] untersucht und beschrieben.

bedingungen pathogene Staphylokokken relativ selten von Keimträgern im Operationsteam freigesetzt wurden (Tabelle 16): In einer Serie von 169 Eingriffen befand sich im Operationsteam mindestens eine, meist sogar mehrere Personen, die in Nasenabstrichen Staphylococcus aureus aufwiesen; bei allen Eingriffen waren die Nasenöffnungen nicht verdeckt; trotzdem wurden nur bei 3 von 169 Operationen (= 1,8%) auf einer Agarplatte, die im Operationsfeld unmittelbar neben der Wunde gestanden hatte, Staphylokokken gefunden, die ihrem Lysisbild nach von einer der Personen im Operationsteam stammen konnten.

Tabelle 16. *Nachweis Plasmacoagulase-positiver Staphylokokken im Operationsfeld*

Zahl der Untersuchungen	Staphylokokken nur Plasmacoagulase-negativ	auch Plasmacoagulase-positiv Lysisbild auf Personen des OP-Teams weisend	
		ja	nein
169	164 = 97%	3 = 1,8%	2

Will man eine Gefährdung der Wunde durch Eigenstämme des Operationsteams verhüten, so erscheint nach den Experimenten von Hare u. Thomas es zumindest notwendig, daß im Operationssaal nicht nur die übliche Schutzkleidung, sondern auch sterile Unterwäsche getragen wird. Die konsequenterweise zusätzlich zu erhebende Forderung, vor dem Anlegen der sterilen Wäsche auch zu duschen, mußte in ihrem Nutzen zunächst als zweifelhaft erscheinen, da nach Modellversuchen [13] unbekleidete Versuchspersonen nach dem Duschen mehr Bakterien in die Umgebung abgeben sollten als vorher.

Eigene Untersuchungen haben diese Beobachtungen jedoch nicht bestätigt: Versuchspersonen, die lediglich normale Operationskleidung trugen, veranlaßten eine rund doppelt so große Zunahme der Keime in der Luft im Vergleich zu einer parallelen Versuchsserie mit den gleichen Personen, die nun jedoch sich zuvor duschten und sterile Wäsche unter der Operationskleidung trugen.

Nach diesen Versuchen ergibt sich, daß zu den Voraussetzungen einer optimalen Asepsis auch Duschen und Anlegen steriler Wäsche gehört. Über die damit verbundenen technischen Schwierigkeiten kann kein Zweifel bestehen, ebenso wenig aber darüber, daß diese grundsätzlich überwindbar wären, wo ein Höchstmaß an Asepsis erforderlich ist.

5. Infektionen durch Anaerobier, Colibakterien und sonstige Keime aus dem Verdauungstrakt

α) Art und Anteil der Erreger

Colibakterien galten bislang neben Staphylokokken als häufigste Erreger postoperativer Wundinfektionen. Die Diagnose einer Coliinfektion wurde in der Regel nach dem Geruch gestellt: „Der Colieiter hat einen charakteristischen, intensiven Gestank" [94]. Infektionen dieser Art treten meist nach Operationen auf, bei denen der Verdauungstrakt eröffnet wurde.

Zwei Überlegungen gaben den Anlaß, die „Coliinfektion" der Wunde einer näheren Untersuchung zu unterziehen:

1. Eine Reinkultur von Escherichia coli auf einer Blut-Agarplatte erzeugt nicht den unangenehmen Geruch der „Coliinfektion".

2. Die Darmflora besteht im Gegensatz zu älteren Ansichten nur zum kleinsten Teil aus Colibakterien. Rund 90% der züchtbaren Bakterien aus dem menschlichen Stuhl sind gramnegative oder grampositive sporenlose Anaerobier [33], während auf Bacterium coli und Enterokokken in der Regel nur etwa 1% entfallen [70].

Eigene Versuche, Untersuchungsmaterial von Wundheilungsstörungen auch in der anaeroben Kultur zu untersuchen, führten seit 1964 zunächst vereinzelt und mit Verbesserung der Untersuchungstechnik immer häufiger zum Erfolg: Waren es im 1. Jahr nur 5% der Wunden mit gestörter Heilung, in denen sporenlose Anaerobier nachgewiesen werden konnten, so liegt diese Quote seit 1966 zwischen 33 und 37%. Der Häufigkeit nach an der Spitze stehen anaerobe Streptokokken und die Bacteroidesgruppe [8] mit zusammen rund 85%, der Rest verteilt sich auf anaerobe Corynebakterien, Lactobazillen, Veillonellen und andere (Tabelle 17).

Die Beteiligung der Anaerobier an Wundheilungsstörungen nach bedingt bzw. streng aseptischen Operationen zeigt Tabelle 18.

Die Bedeutung anaerober Bakterien als Krankheitserreger wurde schon kurz vor und bald nach der Jahrhundertwende bekannt [148, 158, 159]. Trotzdem ist ihnen in der Folgezeit wenig Aufmerksamkeit geschenkt worden. Keime der Bacteroides-Gruppe waren nach Gunn [55] bis 1966 in der Weltliteratur 330mal als Krankheitserreger identifiziert worden; Bornstein u. Mitarb. [17] fügten weitere 89 Fälle hinzu. Überwiegend handelte es sich dabei um Eiterungen im Bereich von Meningen, Gehirn oder Mittelohr, um Peritonsillarabscesse, Lungenabscesse, Pleuraempyeme, Leberabscesse sowie perityphlitische und periproktitische Abscesse, während Wundinfek-

---

[8] Soweit die Stämme der Bacteroides-Gruppe biochemisch weiter differenziert wurden, gaben sich alle als Bacteroides (Eggerthella) convexus zu erkennen.

Tabelle 17. *Anaerobe Bakterien bei postoperativen Störungen der Wundheilung*

Nachgewiesene Anaerobier	% der Gesamtzahl anaerober Stämme [a]
Streptokokken	43,3
Bacteroides-Gruppe	42,6
Corynebakterien	5,3
Lactobazillen	4,0
Veillonellen	2,7
Fusobakterien	0,7
Micrococcus parvulus	0,7
Streptococcus magnus	0,7
Gesamt	100,0

[a] 150 Stämme aus 117 Wunden mit gestörter Heilung.

tionen durch Erreger der Bacteroides-Gruppe nur in 6 Fällen, jeweils nach Appendektomien, gesehen worden waren. Bacteroides (Eggerthella) convexus-Stämme fand Werner [168 a, 169] 10mal in Untersuchungsmaterial bei otogenem Hirnabsceß, Bauchdeckenabscessen, Douglasabscessen und bei einer Fußgangrän.

Die geringe Zahl von Mitteilungen in der Literatur über Anaerobierinfektionen im allgemeinen und Wundinfektionen durch Anaerobier im besonderen könnte zu dem Schluß verleiten, daß es sich tatsächlich um seltene Krankheitsbilder handele. In Wirklichkeit scheint es jedoch so zu sein, daß die größeren technischen Schwierigkeiten der anaeroben Kultur es bisher verhindert haben, die Bedeutung der Anaerobier als Krankheitserreger richtig einzuschätzen, da nach Werner [168 b] nicht selten die Untersuchung „mit dem Nachweis der (aeroben) Begleitkeime für erledigt gehalten" wird. Auch in den von uns untersuchten Wunden fanden sich überwiegend neben den Anaerobiern in geringer Zahl aerobe Begleitkeime, meist handelte es sich dabei um Escherichia coli. Reine Coliinfektionen der Operationswunde waren dagegen relativ selten und erzeugten in der Regel keinen unangenehmen Geruch.

β) Die Verhütung von Infektionen durch Bakterien aus dem Verdauungstrakt

Wundinfektionen durch Bakterien, die ihren normalen Standort im Verdauungstrakt haben, treten meist nach Operationen auf, bei denen bakterienhaltige Organe eröffnet wurden. Es lag darum nahe, für diese Infektionen Lücken in der intraoperativen aseptischen Technik verantwortlich zu machen. Zum Teil dürfte es sich zwar um Verstöße gegen die üblichen Regeln der

Asepsis handeln, während in anderen Fällen die aseptische Technik Lücken aufweist, die kaum zu schließen sind; letzteres gilt z. B. für Operationen bei perforiertem Ulcus ventriculi, perforierter oder akut-eitriger Appendicitis, da sich hier unmittelbar mit der Eröffnung des Peritoneums bakterienhaltiges Exsudat aus dem Bauchraum in die Wunde ergießt.

Daneben scheint es aber auch bisher unerkannte Lücken in der Asepsis zu geben. So fanden sich nicht selten nach Eröffnung von Magen und Darm trotz Beachtung aller Regeln der Asepsis am Schluß des Eingriffes Darmbakterien in der Wunde. Diese wurden allem Anschein nach während des Operierens am eröffneten Hohlorgan durch die nie ganz zu vermeidende Blutung vom Rand der Schleimhaut verschleppt und gelangten mit dem Blut durch die Abdecktücher auf die Wundfläche. Abhilfe gegen eine auf diesem Wege zustande kommende Kontamination der Wunde versuchten wir, indem die bisher übliche Abdeckung der Wunde gegen die Bauchhöhle durch zusätzliche Verwendung von Kunststoffolien ergänzt wurde.

In einem 5 Monate dauernden Versuch wurde im wöchentlichen Wechsel die Wunde gegen die Bauchhöhle entweder in üblicher Art nur mit Tüchern abgedeckt bzw. mit Tüchern plus Kunststoffolien. Der Versuch erstreckte sich auf alle Eingriffe an Magen, Darm- oder Gallenwegen. Nicht einbezogen waren Operationen wegen perforiertem Magen sowie Appendektomien, da hier in der Regel die Kontamination der Wunde durch bakterienhaltiges Exsudat aus der Bauchhöhle bereits erfolgt, bevor eine Abdeckung durchgeführt werden kann.

Die Ergebnisse dieser im wöchentlichen Wechsel durchgeführten Untersuchungen zeigt (Abb. 10): Bei Verwendung der Folie kam es nur zu 5,8%

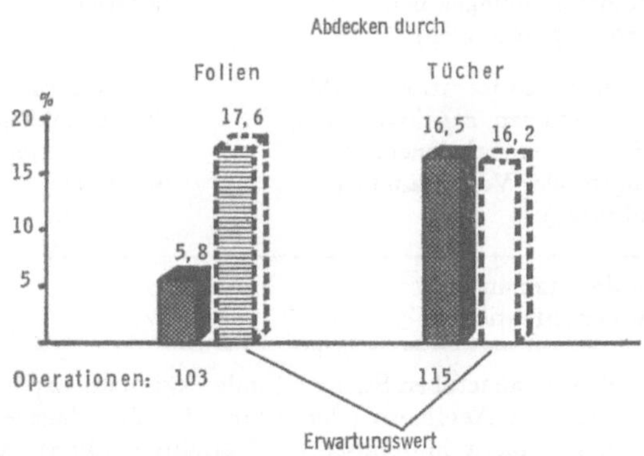

Abb. 10. *Rückgang der Wundheilungsstörungen nach Abdeckung der Wunde gegen die Bauchhöhle durch Folien.* Bei Verwendung der Folien kam es nur zu 5,8% Wundheilungsstörungen gegenüber 16,5% in der Kontrollserie mit bisher üblicher Abdeckung. In beiden Serien war der statistische Erwartungswert mit 16 bzw. 17% praktisch gleich hoch

Bakteriologie der gestörten postoperativen Wundheilung

Wundheilungsstörungen gegenüber 16,5% in der Kontrollserie mit der bisher üblichen Abdeckung. In beiden Serien war der statistische Erwartungswert [9] mit 16,2 bzw. 17,6% praktisch gleich hoch.

γ) Untersuchungen zur Frage einer lymphogen-hämatogenen Kontamination der Wunde

Das Auftreten von Anaerobierinfektionen der Wunde auch nach Probelaparotomien oder sonstigen streng aseptischen Operationen (Tabelle 18) warf die Frage auf, ob in solchen Fällen die Kontamination der Wunde auf lymphogen-hämatogenem Wege vom Darm aus erfolgt sein könnte. An diesen Weg war zu denken, da die Darmflora die mit Abstand größte Ansammlung dieser Bakterien im Organismus darstellt und schon früher gezeigt worden war, daß wesentlich größere Partikel als Bakterien (z. B.

Tabelle 18. *Durch Anaerobierinfektionen der Wunde gestörte Operationen*

Art der Eingriffe	Nachgewiesene anaerobe [a] Stämme	
a) Laparotomien mit Eröffnung von Hohlorganen (89) Appendektomien (40), Eingriffe an Colon oder Rectum (19), Gallenblase und Gallenwege (13), Magen (12), Dünndarm (5)	Bacteroides Streptokokken Corynebakterien Sonstige	57 50 4 9 —— 120
b) Laparotomien ohne Eröffnung von Hohlorganen (10) (Strangdurchtrennungen bei Ileus, Probelaparotomien)	Bacteroides Streptokokken Sonstige	6 5 1 —— 12
c) Streng aseptische Operationen (18) (Lungenresektionen, cardiovasculäre Eingriffe, Strumaresektionen, Nagelungen oder Verschraubung von Frakturen)	Bacteroides Streptokokken Corynebakterien Sonstige	1 10 4 3 —— 18
Gesamtzahl der Stämme		150
Gesamtzahl der Infektionen		117

[a] Die isolierten anaeroben Stämme fanden sich nach Laparotomien überwiegend in Mischkulturen mit Aerobiern (Verhältnis 112 : 20), dagegen nach streng aseptischen Operationen meist in Reinkultur (Verhältnis 13 : 5). Als häufigster aerober Begleitkeim waren bei mehr als 70% der Mischinfektionen Colibakterien nachweisbar, seltener Streptokokken, Enterokokken, Staphylokokken, Klebsiellen und Proteus.

---

[9] Ermittlung dieses Wertes s. Seite 21.

Stärkekörnchen) die Darmwand passieren können und in Lymphbahnen und im Blutkreislauf nachzuweisen waren [66, 160—164].

An die Möglichkeit einer lymphogen-hämatogenen Kontamination ließ auch die Tatsache denken, daß für bestimmte Laparotomien die Quote der Wundheilungsstörungen durch Asepsisfehler allein kaum erklärt werden kann; dies gilt z. B. für die 28,8% Komplikationen nach abdomino-sacraler Rektumamputation (Tabelle 2), die nur Heilungsstörungen der Laparotomiewunde betreffen, aber auch für die 15,4% Wundheilungsstörungen nach Appendektomien wegen chronischer Appendicitis bei Operierten über 50 Jahre (Abb. 2). Beiden Eingriffen gemeinsam ist jedoch, daß Darmabschnitte mit besonders hohem Bakteriengehalt mechanisch irritiert werden, bei der Appendektomie durch Hervorziehen des Coecums aus der Wunde, im Fall der Rektumamputation durch Ziehen am Colon sigmoideum bzw. beim Auslösen des Rektums aus der Kreuzbeinhöhle; möglicherweise wird hierdurch ein Übertritt von Bakterien aus dem Lumen in die Lymphspalten begünstigt.

Zur Prüfung der Frage einer möglichen lymphogen-hämatogenen Kontamination vom Darm aus wurden untersucht [46]:

a) Bei Operationen an Colon und Rectum Abstriche vom durchtrennten Mesenterium vor Eröffnung des Darms.

b) Bei Magenresektionen Abstriche von den skeletierten Kurvaturen vor Eröffnung des Magens.

Den Untersuchungen lag der Gedanke zugrunde, daß bei Durchtrennung des Mesenteriums und bei Skeletierung der Kurvaturen des Magens Blutgefäße und abführende Lymphwege eröffnet werden; würden auf einem dieser Wege Bakterien abtransportiert, so könnten diese eventuell durch die beschriebenen Abstriche nachzuweisen sein.

Bei 20 Eingriffen an Colon und Rectum wurden insgesamt 48 Abstriche vom durchtrennten Mesocolon entnommen, 28 waren steril und 5 möglicherweise sekundär verunreinigt; aus den restlichen 15 Abstrichen dagegen konnten folgende Bakterienstämme gezüchtet werden:

Anaerobe Corynebakterien (11mal), Bacteroides (3mal), Escherichia coli (2mal), anaerobe Streptokokken und Enterokokken (je 1mal).

Bei 19 Magenoperationen wurden an den durchtrennten Kurvaturen 31 Abstriche entnommen, davon waren 16 steril, 2 möglicherweise sekundär verunreinigt; aus den übrigen 13 Abstrichen wurden gezüchtet: Anaerobe Corynebakterien (7mal), vergrünende Streptokokken (3mal), anaerobe Streptokokken, anaerobe Lactobacillen, anhämolysierende aerobe Streptokokken und Staphylococcus aureus (je 1mal).

Bei allen Eingriffen dieser Untersuchungsserie waren unmittelbar nach Eröffnung des Peritoneums Abstriche von der Serosa gemacht worden; diese Abstriche waren sämtlich steril. Zur Kontrolle angelegte Kulturuntersuchungen von nicht benutzten Abstrichröhrchen blieben ebenfalls steril. Es muß darum angenommen werden, daß die nachgewiesenen Bakterien aus den eröffneten Blut- oder Lymphwegen stammten.

Mesenterialvenenblut war bei 12 Eingriffen untersucht worden; von 16 Kulturen blieben 12 steril, während aus 4 Kulturen 4mal Bacteroides, 1mal anaerobe Streptokokken und 1mal Escherichia coli nachgewiesen wurde. Untersuchungen intraoperativ entnommenen Blutes aus der Armvene erfolgte bei 59 Operationen am Magen oder Darm: von insgesamt 299 Blutkulturen waren 276 steril, 6 möglicherweise sekundär verunreinigt; in weiteren 17 Kulturen von insgesamt 8 Patienten fanden sich dagegen Escherichia coli (7mal), Eschericia coli mucosus (3mal) [10], Bacteroides (5mal) sowie anaerobe Corynebakterien und anaerobe Streptokokken (je 1mal).

Gegen die Möglichkeit, daß die in den Blutkulturen nachgewiesenen Bakterien durch die Methodik bedingte sekundäre Verunreinigungen darstellten, spricht das Ergebnis prä- und postoperativ durchgeführter Untersuchungen bei Patienten der gastroenterologischen und der septischen Station:

Von 45 Patienten wurden insgesamt 59 Blutkulturen angelegt; 57 waren steril und 2 wahrscheinlich sekundär verunreinigt; in keiner Kultur fanden sich Darmbakterien.

Die Fortführung dieser Untersuchungen durch Orth [124] hat die bisherigen Befunde bei Laparotomien bestätigt, doch zeigte sich, daß ein intraoperativer Nachweis von Darmbakterien im peripheren Venenblut nur bei Laparotomien gelang, nicht dagegen bei anderen Operationen. Orth fand außerdem, daß auch bei Laparotomien Bakterien nur in Blutproben zu finden waren, die nach Eröffnung des Peritoneums abgenommen worden waren.

Folgende Schlüsse kann man aus den Untersuchungen ziehen:

Eine lymphogen-hämatogene Kontamination der Wunde erscheint nach Laparotomien grundsätzlich möglich und könnte gelegentlich (z. B. bei gleichzeitiger geringer körpereigener Abwehr) auch Ausgangspunkt einer Wundinfektion werden. Für Wundheilungsstörungen nach streng aseptischen Eingriffen ist eine ähnliche Entstehungsweise dagegen unwahrscheinlich; finden sich hier Anaerobier, so dürften sie eher von der Haut stammen: Bei Untersuchung von 267 Probeexcisionen der Haut, die unmittelbar nach Anlegen des Hautschnittes entnommen wurden, fanden sich nach Kultur in Thioglycolat-Bouillon in 11,3% der Proben Anaerobier in Reinkultur, in erster Linie anaerobe Corynebakterien, daneben anaerobe Streptokokken und seltener Bacteroides und sonstige.

6. Zusammenfassung der bakteriologischen Untersuchungsergebnisse

1. Die intraoperativ erfolgende bakterielle Kontamination der Wunde, in ihrer Bedeutung auf Grund klinischer Eindrücke oft in Zweifel gezogen, erwies sich als wesentlicher Faktor bei der Entstehung einer Wundheilungsstörung.

2. Das Erregerspektrum bei der postoperativen Störung der Wundheilung weicht erheblich von Angaben in der Literatur ab, wenn bei Gewinnung des Untersuchungsmaterials Verunreinigungen durch Keime von der Hautoberfläche vermieden werden und wenn grundsätzlich auch auf Anaerobier untersucht wird: Staphylococcus aureus fand sich bei Störungen

---

[10] Die 3 Kulturen mit E. coli mucosus stammten von einem Patienten, dessen Dickdarmflora neben Anaerobiern und Enterokokken nur Escherichia coli mucosus aufwies.

nach streng aseptischen Eingriffen in 34,4⁰/o und nach bedingt aseptischen in 11,3⁰/o der Fälle. Anaerobier wurden nach streng aseptischen Operationen in 16,2⁰/o und nach bedingt aseptischen in 41,4⁰/o der Wunden mit gestörter Heilung als alleinige oder vorherrschende Keime gefunden; die Mehrzahl dieser Anaerobier-Infektionen weisen den bisher als charakteristisch für die „Coliinfektion" der Wunde geltenden üblen Geruch auf, der bei der wirklichen Coliinfektion in der Regel fehlt.

3. Die Staphylokokken-Infektionen entstanden überwiegend (4 von 5 Fällen) dadurch, daß Hospitalkeime oder in die Klinik mitgebrachte Eigenstämme der Kranken von den Stationen in den Operationssaal eingeschleppt wurden und hier in die offene Wunde gelangten. Nur jede sechste Staphylokokken-Infektion ging dagegen von Personen im Operationsteam aus.

4. Nach Einführung der Bettendesinfektion verschwanden die bis dahin dominierenden Hospitalstämme als Erreger von Wundinfektionen völlig; gleichzeitig sank die Häufigkeit des Nachweises dieser Hospitalstämme bei Untersuchungen des Stationspersonals von zuvor 21⁰/o auf 0,6⁰/o, ohne daß besondere Maßnahmen bei den Keimträgern unter dem Personal durchgeführt worden wären. Ebenfalls auf die Verbesserung der Hygiene auf den Stationen durch die Bettendesinfektion muß folgende Beobachtung zurückgeführt werden: Während Staphylococcus aureus bis 1965 für 36⁰/o aller Wundheilungsströrungen verantwortlich waren, sank sein Anteil über 17⁰/o im Jahre 1966 auf jeweils rund 10⁰/o in den Jahren 1967 und 1968.

5. Erreger bei Wundheilungsstörungen nach bedingt aseptischen Operationen waren in 3 von 4 Fällen Bewohner des Verdauungstraktes (Anaerobier, Colibakterien u. a.); als Infektionswege kamen darum in erster Linie Lücken in der aseptischen Operationstechnik in Betracht. Durch zusätzliche Verwendung von Kunststoffolien zur Abdeckung der Wunde gegen die Bauchhöhle konnte die Quote der Wundheilungsstörungen bei Laparotomien auf 5,8⁰/o gesenkt werden gegenüber 16,5⁰/o in einer Kontrollserie mit bisher üblicher Abdeckung.

IV. Die „aseptischen" Wundheilungsstörungen

Im klinischen Sprachgebrauch wird meist unterschieden zwischen Eiterungen oder Infektionen der Wunde einerseits und Wundheilungsstörungen, die entweder ausdrücklich als aseptische bezeichnet werden [15, 16, 42] oder aber als Serome, Hämatome und Nahtdehiscenzen klassifiziert werden [40, 123], wobei gleichfalls ein aseptischer Charakter der Störungen unterstellt wird.

Derartige Einteilungen beruhen, soweit ersichtlich, nicht auf bakteriologischen Untersuchungen, sondern auf klinischen Merkmalen: Rötung, Schwellung, Schmerzen, Temperaturanstieg und Eiteransammlung gelten als Kennzeichen der Wundinfektion; waren diese nicht oder nicht ausgeprägt vorhanden, so wird eher eine aseptische Störung der Wundheilung vermutet.

Eine solche Unterteilung erscheint unzulänglich, denn nach eigenen Feststellungen an einer Serie von 199 Wundheilungsstörungen boten von diesen makroskopisch nur jede 3. das typische Bild der Wundinfektion und Eiterung. Bei den übrigen fehlten dagegen mehr oder weniger völlig die ausgeprägten Zeichen der Infektion, an Stelle von Eiter fanden sich trüb seröse Flüssigkeiten, typische Serome oder Hämatome; trotzdem gelang bei 75% dieser letztgenannten Fälle ein Bakteriennachweis. Vermißt man in der Literatur über „aseptische" Wundheilungsstörungen meist die exakte bakteriologische Untersuchung und konnten auch die meisten der Hypothesen für die Entstehung solcher Störungen [16] nicht völlig überzeugen, so bleibt die Tatsache bestehen, daß bei manchen Wundheilungsstörungen trotz exakter Untersuchung keine Erreger gefunden werden, andererseits oft trotz Bakteriennachweis Entzündungserscheinungen klinisch völlig oder weitgehend fehlen. Derartige Beobachtungen werfen selbstverständlich die Frage nach nicht-bakteriellen Faktoren auf, die insbesondere für Wundheilungsstörungen vom Typ der Serome, Dehiscenzen bzw. Wundrupturen entscheidend verantwortlich sein könnten. Es wurde in der Einleitung schon auf die zahlreichen Untersuchungen über nicht-bakterielle Faktoren bei der gestörten Wundheilung hingewiesen, die ebenso wie entsprechende eigene Versuche wenig brauchbare Hinweise für die klinische Praxis brachten und darum hier übergangen werden können.

Einer eingehenden Besprechung bedürfen dagegen zwei in letzter Zeit häufig diskutierte Faktoren, die für bestimmte Wundheilungsstörungen verantwortlich sein könnten; es handelt sich hierbei einerseits um gesteigerte fibrinolytische Vorgänge in der Wunde, andererseits um Mangel an fibrinstabilisierenden Faktor (Faktor XIII).

Auf eine gesteigerte Fibrinolyse als Ursache von Wundheilungsstörungen wurde in letzter Zeit mehrfach hingewiesen; nach Ausschaltung der gesteigerten Fibrinolyse mittels Proteinaseninhibitoren sei die Quote postoperativer Wundheilungsstörungen auf 6,17% gesunken, gegenüber 13,31% in der Vergleichsserie [120].

Wir konnten diese Angaben im Doppeltblindversuch nicht bestätigen. Unser Versuch erstreckte sich auf sämtliche Laparotomien während der Versuchsdauer. Die Anwendung von Proteinaseninhibitor bzw. Placebo erfolgte nach dem Schema, das sich in der oben genannten Veröffentlichung findet [120]. Jede Wunde wurde am 7. und 10. Tag überprüft und die Befunde protokolliert. Bei der Auswertung eliminiert wurden alle Operierten, bei denen das Dosierungsschema aus irgendwelchen Gründen nicht eingehalten werden konnte, außerdem Patienten, die vor dem 10. Tag verstarben.

Nach Beendigung des Versuches errechneten sich in dem Kollektiv, das den Proteinaseninhibitor erhalten hatte 10,2% Wundheilungsstörungen, in der Placebogruppe dagegen 8,9%; die Zahl der auswertbaren Operationen betrug in der erstgenannten Gruppe 157, in der anderen 203 [50].

Der fibrinstabilisierende Faktor im Blutplasma (Faktor XIII) gewann im Hinblick auf die Wundheilung Interesse durch die Feststellung, daß Fibroblastenkulturen auf menschlichem Plasma bei Fehlen des Faktors XIII Wachstumshemmung zeigen [6].

Diese Feststellung legte den Gedanken nahe, daß Mangel an Faktor XIII Ursache der Serome, Dehiscenzen bzw. Wundrupturen sein könnten.

Bisher vorliegende Veröffentlichungen, die einen solchen kausalen Zusammenhang bereits annehmen, können allerdings nicht alle Zweifel ausräumen: So gestattet der Nachweis eines postoperativen Mangels an Faktor XIII bei Wundrupturen [155] noch keinen ätiologischen Rückschluß auf die Ursache der Heilungsstörung, solange nicht postoperative Kontrollen bei komplikationsloser Wundheilung normale Konzentrationen des fibrinstabilisierenden Faktors ergeben haben.

Wir konnten inzwischen zeigen [7, 8], daß es in der Tat postoperativ auch bei nicht gestörter Wundheilung zu einem Abfall der Faktor XIII-Konzentration im Plasma in der Regel kommt. Allerdings ergab sich, daß bei starkem postoperativem Abfall signifikant mehr Wundheilungsstörungen zu verzeichnen waren als bei mittelgradiger Verminderung der Faktor XIII-Konzentration und hier wiederum signifikant mehr als bei einem Kollektiv mit Faktor XIII-Konzentrationen, die auch postoperativ im Normbereich blieben.

Die genannten Relationen finden sich allerdings nur bei Heranziehung der postoperativen Faktor XIII-Konzentration. Dagegen ließen sich aus den präoperativen Faktor XIII-Bestimmungen keine Hinweise auf die Wundheilung gewinnen. Wir sind trotzdem bisher noch nicht überzeugt, daß die postoperative Faktor XIII-Verminderung Ursache der beobachteten Wundheilungsstörungen war, da auch denkbar wäre, daß die sich anbahnende Wundheilungsstörung zu einer stärkeren Verminderung der Faktor XIII-Konzentrationen führte; für diese letztere Überlegung könnte die Tatsache sprechen, daß sich nach streng aseptischen Operationen, wo die Gefahr der intraoperativen bakteriellen Kontamination geringer ist, eine doppelt so hohe Quote von Patienten mit postoperativ normalen Faktor XIII-Konzentrationen fand als nach bedingt aseptischen Operationen.

V. Antibioticakonzentrationen in der Wunde und Erregerresistenz

Die postoperative antibiotische Prophylaxe gegen Wundinfektionen gewährleistet, wie im statistischen Teil gezeigt, keineswegs eine primäre Wundheilung, was auch in der Literatur häufig zum Ausdruck gekommen ist [2, 3, 19, 27, 75, 76, 105, 118, 131, 149, 153]. Als Ursache dieses Versagens kommt in erster Linie eine Diskrepanz in Betracht zwischen den in der Wunde erreichbaren Antibioticakonzentrationen und den notwendigen minimalen Hemmkonzentrationen gegen die Erreger. Ein erhebliches Konzentrationsgefälle zwischen Serum und Wundgewebe könnte allein schon dadurch erklärt werden, daß die Wunde zum großen Teil aus wenig durchblutetem Gewebe (subcutanes Fettgewebe, Fascien) besteht, zusätzlich die Durchtrennung von Gefäßen und deren Unterbindungen bzw. Coagulation die Durchblutung weiter vermindert. Eine antibiotische Prophylaxe kann aber nur dann erfolgreich sein, wenn sie auch in den am schlechtesten durchbluteten Teilen der Wunde ausreichende Konzentrationen des Antibioticums zustandekommen läßt.

Anstoß zu den hier beschriebenen Untersuchungen war selbstverständlich nicht das Bestreben, eine antibiotische Prophylaxe in breiterem Rahmen zu propagieren, da die Mehrzahl der Wundinfektionen sich bei konsequenter Suche nach unerkannten Lücken in der aseptischen Technik vermeiden läßt. Es kann jedoch kein Zweifel daran bestehen, daß eine wirksame antibiotische Prophylaxe bei bestimmten Fällen indiziert wäre, wie bei offenen Frakturen mit ihren oft ausgedehnten Weichteilverletzungen oder bei perforierter oder akut eitriger Appendicitis, da hier eine bakterielle Kontamination der Wunde primär besteht bzw. auch durch sorgfältigste Technik nicht zu vermeiden ist. Hier wäre eine wirksame antibiotische Therapie indiziert.

Methodik

Zur Bestimmung der Antibioticakonzentrationen nach vorheriger Injektion eines entsprechenden Präparates wurden bei Anfang und Ende von Operationen sowohl Venenblut als auch Proben aus dem Subcutangewebe entnommen.

Die Antibioticakonzentration in den Gewebsproben wurde verglichen mit den minimalen Hemmkonzentrationen von Staphylococcus aureus, Escherichia coli, Enterokokken und Bacteroides. Die untersuchten 20 Stämme von Staphylococcus aureus und 28 Stämme von Colibakterien und Enterokokken waren aus postoperativen Wundinfektionen in den Jahren 1964—1965 in der Chirurgischen Universitäts-Klinik in Gießen isoliert worden. Die zusätzlich zum Vergleich herangezogenen 25 Stämme von Bacteroides wurden von Hoogendijk [74] untersucht; nach den Angaben des Autors über die biochemischen Reaktionen der Stämme dürften davon 23 unseren Bacteroides (Eggerthella) convexus-Stämmen entsprechen. Nach seinen im Reihenverdünnungstest gewonnenen Ergebnissen dürften abweichende Angaben in der Literatur über die Antibioticaempfindlichkeit von Anaerobiern, die lediglich auf dem Plattendiffusionstest beruhen [39, 115, 134], nicht mehr aufrecht zu erhalten sein.

Die Ermittlung der minimalen Hemmkonzentration [11] erfolgte in „Klein-Medium" [12]. Zur Untersuchung gelangten bei Enterokokken Übernachtkulturen in einer Verdünnung von 1 : 2000, bei den übrigen Bakterien in einer Verdünnung von 1 : 20 000. Die Hemmwerte wurden nach 24 Std abgelesen. Von den zu prüfenden Substanzen wurde Chloramphenicol in Aceton gelöst, die übrigen Antibiotica in „Klein-Medium" [12].

Die Bestimmung der Antibiotica-Konzentrationen [11] erfolgte im Plattendiffusionstest.

Ergebnisse

Tetracyclin (Abb. 11): Für Staphylococcus aureus lag die minimale Hemmkonzentration bei 12 von 20 Stämmen zwischen 50 und 200 γ/ml, bei 8 dagegen unter 1 γ.

Für Colibakterien und Enterokokken ergab sich bei 14 Stämmen eine minimale Hemmkonzentration zwischen 1,56 und 3,12 γ/ml, bei den übrigen 14 Stämmen lag diese zwischen 12,5 und mehr als 100 γ. Für Bacteroides fand Hoogendijk [74] bei Testung von 13 Stämmen in allen Fällen eine minimale Hemmkonzentration von 1 γ/ml.

Die nachgewiesenen Konzentrationen von Tetracyclin lagen im Serum maximal bei 0,27 γ/ml und erreichten im Fettgewebe nur rund $^{1}/_{10}$ der Werte im Serum. Bei Berücksichtigung der Zeit zwischen Injektion und Entnahme der Proben und einer Eliminationshalbwertzeit für Tetracyclin von 8 Std können die maximalen Konzentrationen im Serum nicht höher als 0,5 γ/ml und im Fettgewebe nicht über 0,05 γ/g gelegen haben. Auch bei Erhöhung der Dosierung in vertretbarem Rahmen würde gegen die Mehrzahl der getesteten Erreger keine antibiotische Wirkung zu erwarten sein.

---

[11] Die minimalen Hemmkonzentrationen wurden von Herrn Dr. med. K. Metzger, Wuppertal-Elberfeld, bestimmt, die Serum- und Gewebskonzentrationen von Chloramphenicol, Penicillin G, Oxacillin und Ampicillin von Herrn Dr. J. Schmidt, Wuppertal-Elberfeld, und die von Tetracyclin von Herr Dr. Sous, Stolberg, denen besonderer Dank für ihre Bemühungen gilt.

[12] Klein-Medium: pH 7,4; 1000 ml Aqua dest.; 10 g Lab-Lemco Beef Extract (Oxoid); 10 g Difcopepton; 3 g NaCl; 10 g Dextrose.

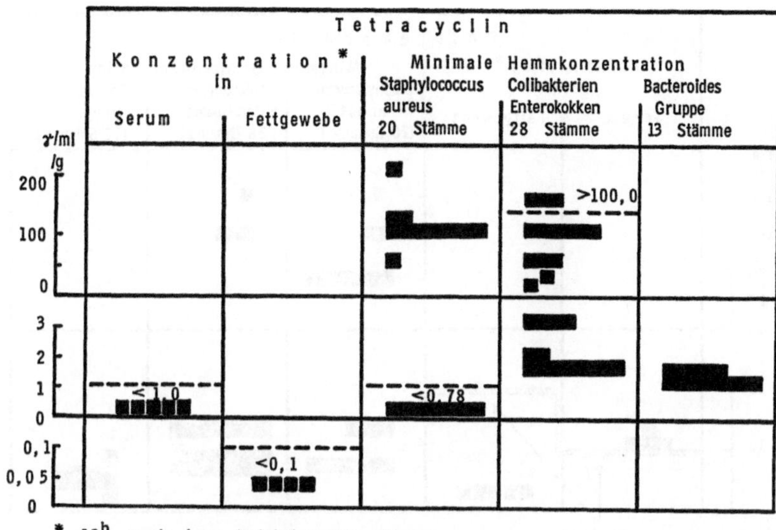

Abb. 11. *Tetracyclinkonzentrationen und Empfindlichkeit von Infektionserregern.* Die Tetracyclinkonzentrationen lagen mit maximal 0,27 γ im Serum so niedrig, daß auch bei Berücksichtigung der Eliminationshalbwertszeit (8—10 Std) die höchsten erreichten Serumkonzentrationen nicht über 1,0 γ gelegen haben können. Die Konzentrationen im Fettgewebe erreichten nur rund ¹/₁₀ der Serumwerte. Für die Mehrzahl der geprüften Infektionserreger liegen die minimalen Hemmkonzentrationen so hoch, daß auch bei Erhöhung der Dosierung im Fettgewebe keine wirksamen Konzentrationen erreicht werden

Chloramphenicol (Abb. 12): Für Staphylococcus aureus lag die minimale Hemmkonzentration bei 11 von 20 Stämmen zwischen 6,25 und 12,5 γ/ml, bei den restlichen zwischen 50 und 100 γ.

Von Colibakterien und Enterokokken zeigten 16 Stämme eine minimale Hemmkonzentration bis zu 6,25 γ/ml, 12 Stämme eine solche zwischen 12,5 und mehr als 100 γ.

Von 13 getesteten Stämmen von Bacteroides wies die Mehrzahl (10 Stämme) eine minimale Hemmkonzentration von 4 γ/ml auf, 1 Stamm lag mit 2 γ darunter und 2 mit 8 γ darüber.

Die Chloramphenicolkonzentrationen lagen im Fettgewebe in allen Fällen unterhalb der unteren Bestimmungsgrenze (für Gewebsproben 20 γ). Im Serum fanden sich in einem Fall 14,5 γ/ml, in 3 anderen Fällen lagen die Werte so dicht an der unteren Erfassungsgrenze (von 10 γ für Serumproben), daß eine Eigenhemmung des Serums nicht ausgeschlossen werden konnte, und in einem fünften Fall lag die Chloramphenicolkonzentration unterhalb der Erfassungsgrenze.

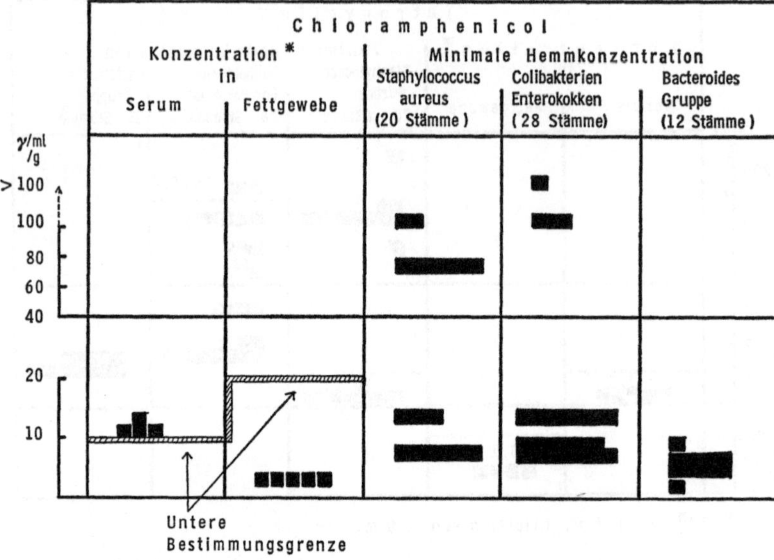

Abb. 12. *Chloramphenicolkonzentrationen und Empfindlichkeit von Infektionserregern.* Die Konzentration im Serum betrug im 1. Fall 14,5 γ, während drei andere Werte so dicht an der unteren Erfassungsgrenze von 10 γ (für Serumproben) lagen, daß eine Eigenhemmung des Serums nicht ausgeschlossen werden konnte. Im 5. Fall lag die Konzentration unterhalb der Erfassungsgrenze. Sämtliche Konzentrationen im Fettgewebe lagen unterhalb der Erfassungsgrenze von 20 γ (für Gewebsproben). Nimmt man an, daß im Fettgewebe 30% der höchsten Serumprobe erreicht worden wären, was eher zu hoch als zu niedrig geschätzt ist, so läßt sich mit Sicherheit aussagen, daß die Mehrzahl der geprüften Infektionserreger durch Chloramphenicol im Fettgewebe bei vertretbarer Dosierung nicht erreicht werden

Ein Vergleich der Chloramphenicolkonzentrationen mit den minimalen Hemmkonzentrationen der Staphylokokken zeigt, daß für etwa die Hälfte der Stämme die Empfindlichkeitsschwelle höher liegt als die höchsten Serumspiegel. Selbst wenn man annehmen würde, daß in der Wunde 30% des Serumspiegels erreicht würden, was eher zu hoch als zu niedrig geschätzt sein dürfte, wäre eine Wirksamkeit von Chloramphenicol in der Wunde gegen keinen der geprüften Staphylokokkenstämme zu erwarten.

Ein Schutz gegen Wundinfektionen durch Colibakterien und Enterokokken wäre von Chloramphenicol höchstens bei einem Stamm (minimale Hemmkonzentration 3,12 γ) zu erwarten.

Die Wirkung von Chloramphenicol gegen Bacteroides läßt sich ohne Kenntnis der tatsächlichen Gewebskonzentrationen nicht beurteilen; da die Mehrzahl der Stämme eine minimale Hemmkonzentration von 4 γ zeigte,

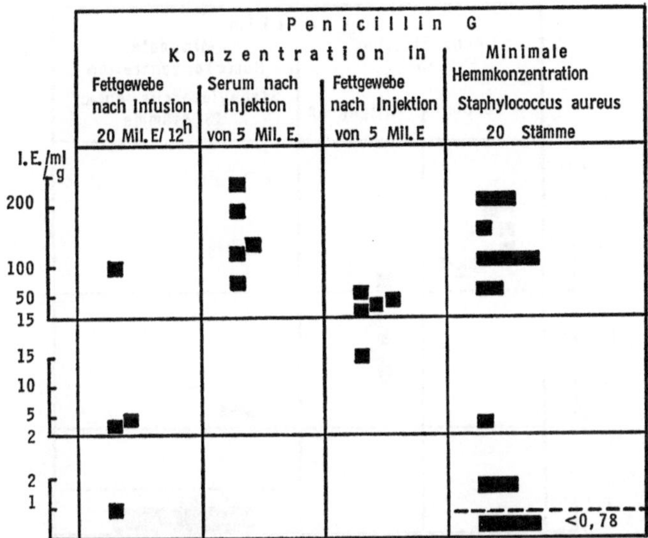

Abb. 13. *Penicillin G-Konzentrationen und Empfindlichkeit von Staphylococcus aureus.* Penicillin G in Form der Dauertropfinfusion (20 Mill. IE in 12 Std) ergab im Fettgewebe Konzentrationen zwischen 0,7 und 88,0 IE; die erhebliche Streuung dürfte durch ein ungleichmäßig schnelles Einlaufen der Infusion zu erklären sein. Penicillin G in Einzeldosen (5 Mill. IE) i.v. injiziert ergab Konzentrationen im Fettgewebe zwischen 14 und 47,5 IE. Diese Werte liegen immer noch niedriger als die minimale Hemmkonzentration bei der Hälfte der Stämme von Staphylococcus aureus

wäre in Einzelfällen bei genügend hoher Dosierung eine Wirksamkeit von Chloramphenicol denkbar. Zu einer Prophylaxe gegen postoperative Wundinfektionen erscheint insgesamt auch Chloramphenicol nicht geeignet.

Penicillin G (Abb. 13): Penicillin G als Dauertropfinfusion (40 Mill. Einheiten in 24 Std oder mehr) wird in der Chirurgie nicht selten zur Prophylaxe gegen postoperative Staphylokokken-Infektionen eingesetzt.

Konzentrationsbestimmungen bei 5 Patienten nach Infusion von 20 Mill. IE über 12 Std ergaben 15—95 min nach Ende der Infusion im Fettgewebe Werte zwischen 0,7 und 88,0 IE.

Die große Schwankungsbreite dürfte dadurch bedingt sein, daß die Infusionen nicht gleichmäßig schnell über 12 Std eingelaufen waren, ein Nachteil, der jeder Dauertropfinfusion unter den Bedingungen der klinischen Praxis anhaftet. Selbst die höchste nachgewiesene Gewebskonzentration liegt aber niedriger als die minimale Hemmkonzentration bei 10 von 20 untersuchten Staphylokokkenstämmen.

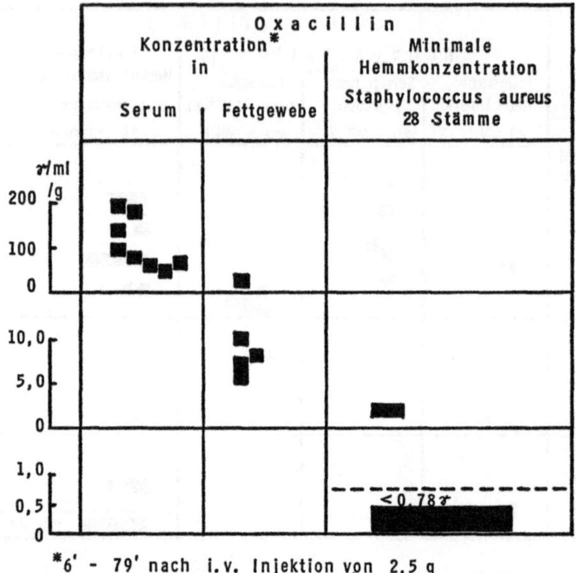

Abb. 14. *Oxacillin-Konzentrationen und Empfindlichkeit von Staphylococcus aureus.*
Die Konzentrationen im Fettgewebe lagen in allen Fällen wesentlich höher als die
minimale Hemmkonzentration der geprüften Stämme von Staphylococcus aureus.
Inzwischen liegen jedoch auch für dieses Antibioticum Berichte über das Auftreten
resistenter Stämme vor

Zweckmäßiger als eine Penicillintherapie in Form von Dauertropfinfu-
sionen erscheint die Gabe hoher Einzeldosen, da die Wirkung des Penicillins
auf das Vermehrungsstadium der Bakterien beschränkt ist.

Geprüft wurden darum die Konzentrationen nach intravenöser Injektion
von 5 Mill. IE Penicillin G: nach 10—35 min wurden im Fettgewebe zwischen 14,0 und 47,5 IE Penicillin G nachgewiesen, d. h. Werte, die niedriger
liegen als die minimale Hemmkonzentration für 12 von 20 Staphylokokkenstämmen. Selbst bei einer Erhöhung der Einzeldosis auf das 4fache
(= 20 Mill. IE) wären im Fettgewebe bestenfalls Konzentrationen zu erwarten, die knapp an die Hemmwerte der resistenten Stämme heranreichen
würden; die kurze Halbwertszeit der Penicilline (etwa 30 min) würde aber
mindestens 6 Injektionen in 24 Std erforderlich machen, was eine Gesamt-
dosis von 120 Mill. IE ergäbe, ohne daß dadurch Sicherheit auch gegen Infektionen durch hochresistente Staphylokokken gewährleistet wäre.

Oxacillin (Abb. 14): Die minimale Hemmkonzentration wurde bei zwei
Staphylokokkenstämmen mit 1,56 γ/ml bestimmt, im übrigen war sie kleiner
als 0,78 γ.

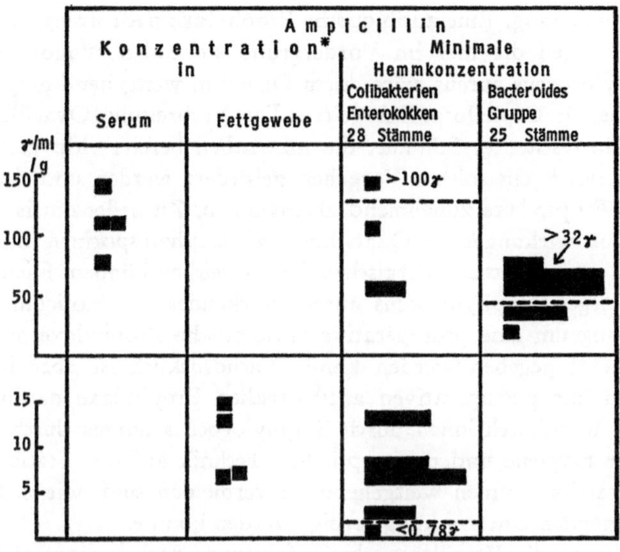

Abb. 15. *Ampicillin-Konzentrationen und Empfindlichkeit von Infektionserregern.*
Die Konzentrationen im Fettgewebe lagen zwischen 2 und 14 γ/g. Colibakterien und
Enterokokken wären bei dieser Dosierung z. T. durch Ampicillin im Fettgewebe
antibiotisch erreichbar; die anaeroben Erreger der Bacteroides-Gruppe zeigen jedoch
sämtlich wesentlich höhere Konzentrationen und sind mit Ampicillin nicht zu erfassen

Die Konzentrationen im Fettgewebe lagen sämtlich höher als 5,0 γ/g.

Mit Oxacillin wäre somit zum Zeitpunkt der Untersuchungen eine wirksame Prophylaxe gegen Staphylokokken-Infektionen durchführbar gewesen;
eine Dosierung von 6mal 1,5 g intravenös hätte ausgereicht. Inzwischen muß
allerdings mit dem Auftreten resistenter Stämme gerechnet werden [151].

Ampicillin (Abb. 15): Die Konzentrationen im Fettgewebe lagen zwischen 2,2 und 14,0 γ/g.

Die minimale Hemmkonzentration lag bei Colibakterien und Enterokokken für 18 Stämme zwischen weniger als 0,78 γ und 3,12 γ, für 5 Stämme
bei 6,25 γ und für 5 Stämme zwischen 50 und mehr als 100 γ/ml; bei Bacteroides ist mit entsprechenden Werten zwischen 16 und mehr als 32 γ/ml
zu rechnen [74].

Eine wirksame Prophylaxe gegen Wundinfektionen nach Laparotomien
ist demnach in der Regel von Ampicillin nicht zu erwarten, da hier als
Erreger viel häufiger als Colibakterien und Enterokokken Keime der Bacteroides-Gruppe im Vordergrund stehen.

Zusammenfassung: Eine antibiotische Prophylaxe nach streng aseptischen Operationen gegen die hier im Vordergrund stehenden Wundinfektionen durch Staphylococcus aureus wäre durch Oxacillin weitgehend möglich; das gleiche dürfte für Cephalosporine gelten. Die Verbreitung Oxacillin- bzw. Cephalosporin-resistenter Stämme, die inzwischen bereits nicht ganz selten sind, würde durch ein solches Vorgehen gefördert werden und die Wirksamkeit der Prophylaxe zunehmend abschwächen. Zu bedenken ist schließlich, daß Nebenwirkungen bei Oxacillinen wie Cephalosporinen nicht selten sind und bis zum tödlichen allergischen Schock reichen können. Fucidinsäure als speziell gegen Staphylococcus aureus wirkendes Antibioticum scheidet bei Überlegung um eine postoperative antibiotische Prophylaxe aus, da es nicht parenteral gegeben werden kann. Nachdrücklich ist aber bei allen Erörterungen zur postoperativen antibiotischen Prophylaxe daran zu erinnern, daß Wundinfektionen durch Staphylococcus aureus durch Verbesserungen der Hygiene und der aseptischen Technik auf den Stationen und in den Operartionsräumen weitgehend zu vermeiden sind, wie z. T. schon in der vorliegenden Untersuchung gezeigt werden konnte.

Anders liegen die Verhältnisse bei Infektionen nach bedingt aseptischen Eingriffen der Abdominalchirurgie. Erreger sind hier überwiegend Bakterien, die aus den Hohlorganen des Verdauungstraktes stammen. Ein beträchtlicher Teil von ihnen kann zwar auch durch Verbesserungen der aseptischen Technik, wie wir zeigen konnten, verhütet werden. In anderen Fällen dagegen (perforierte oder akut-eitrige Appendicitis, perforiertes Ulcus ventriculi) läßt sich durch aseptische Maßnahmen eine bakterielle Kontamination der Wunde in der Regel nicht vermeiden; hier wäre eine postoperative antibiotische Prophylaxe zur Verhütung der Wundinfektion indiziert. Sie scheitert jedoch an der Tatsache, daß zwar Colibakterien und Enterokokken durch Ampicillin in der Regel in der Wunde antibiotisch erfaßt werden können, nicht jedoch die in solchen Fällen meist in der Mehrzahl vorhandenen Anaerobier der Bacteroides-Gruppe.

Dementsprechend mißlangen auch unsere Versuche nach Appendektomien wegen perforierter oder akut-eitriger Appendicitis, durch Ampicillin in hoher Dosierung (9—12 g in 24 Std) die Quote der Wundheilungsstörungen zu reduzieren.

Eine Prophylaxe mit Tetracyclin, gegen das die Bacteroides-Gruppe eine wesentlich niedrigere minimale Hemmkonzentration aufweist als gegen Ampicillin, scheitert daran, daß Tetracyclin nicht beliebig hoch dosiert werden kann und darum die gegen Bacteroides notwendigen Gewebskonzentrationen nicht zu erreichen sind.

Genügend hohe antibiotische Gewebskonzentrationen gegen Infektionen durch Darmbakterien erscheinen darum z. Z. nur bei lokaler Anwendung erreichbar; ein solches Vorgehen wäre aber nur erfolgversprechend, wenn

zwei schwer in Einklang zu bringende Bedingungen gewährleistet sein
würden:

1. Die vor Wundverschluß erfolgende lokale Applikation müßte über
mehrere Tage eine ausreichende Gewebskonzentration des Antibioticums
sicherstellen.

2. Das in hoher Konzentration in die Wunde gebrachte Antibioticum
dürfte nicht hemmend auf Zell- und Faserbildung wirken.

Bisher ungelöst ist schließlich auch das Problem der antibiotischen Prophylaxe bei offenen Frakturen, insbesondere, wenn ausgedehnte Weichteilverletzungen vorliegen. Ein breites in Betracht kommendes Erregerspektrum,
ein hohes Maß der Gewebstraumatisierung und eine entsprechende lokale
Einschränkung der Blutzirkulation dürften der Grund dafür sein, daß selbst
bei hoher Dosierung von Breitbandantibiotica (12 g Cephalotin in 24 Std)
Infektionen nicht selten gesehen wurden.

VI. Zusammenfassende Diskussion der Ergebnisse

Die aktuelle Bedeutung des Themas „Wundheilungsstörungen" geht bereits
aus der Tatsache hervor, daß es nach wie vor in regelmäßiger Folge auf
Kongressen wiederkehrt und hier stets auf besonders großes Interesse stößt.
Prozentsätze für postoperative Wundheilungsstörungen findet man jedoch
nur selten, oder es werden extrem niedrige Sätze genannt: Wurden exakte
Untersuchungen durchgeführt, so blieben sie offenbar meist wegen der Höhe
der ermittelten Quoten unveröffentlicht, wie uns ein Untersucher bestätigte.
Wo ungewöhnlich niedrige Prozentsätze angegeben werden, sind sie in der
Regel das Ergebnis unzulänglicher statistischer Methodik oder verschieden
weiter Auslegung des Begriffes „Wundheilungsstörung". Soweit Angaben
aber auf exakten Ermittlungen beruhen, kommen sie zu auffallend überein-
stimmenden Ergebnissen [2, 3, 123, 139, 174]: Nach Operationen von
Leistenhernien 4,5—5,2%, nach Cholecystektomien 7,5—12,8%, nach Magenresektionen bei Ulcusleiden 9,0—12,9% bzw. bei Carcinomen 20,3 bis
24,0%. Für besondere Indikationen wurden sogar weit darüber hinaus-
gehende Quoten genannt: Für Eingriffe bei malignen Tumoren 14—54%
[88], für Dickdarmoperationen bis 72% [139].

Die Quote der Wundheilungsstörungen dürfte allein schon durch ihre
Höhe bemerkenswert sein, mehr aber vielleicht noch dadurch, daß sie seit
der Jahrhundertwende praktisch konstant geblieben sein soll [62, 131];
dabei ist seither eine nicht zu übersehende Zahl von Untersuchungen zu
diesem Thema veröffentlicht worden, die sich nicht nur mit der Bakteriologie, sondern ebenso mit der Biochemie und Morphologie befaßten und
nicht zuletzt mit den verschiedenen Faktoren, die von Seiten der Operationstechnik Einfluß auf die Wundheilung haben könnten. So überzeugend

die meisten der Ergebnisse im einzelnen auch waren, so blieb trotzdem die Tatsache, daß Wundheilungsstörungen nach wie vor auch dann auftreten konnten, wenn die Patienten präoperativ so weit als möglich in einen guten Allgemeinzustand gebracht, gewebsschonend operiert und die Regeln der Asepsis beachtet worden waren.

Das Konzept der vorliegenden Untersuchung beschränkte sich bei dieser Sachlage von Anfang an nicht nur auf einen der ätiologisch in Frage kommenden Teilbereiche. Wenn allerdings im Verlauf die Bakteriologie in den Vordergrund rückte, so war das durch die anfallenden Befunde bedingt: Nachdem sich statistisch wie bakteriologisch nachweisen ließ, daß ein signifikanter Zusammenhang zwischen bakterieller Kontamination und Häufigkeit der Wundheilungsstörungen bestand, wurde das Schwergewicht auf die Bakteriologie und Asepsis gelegt, da hier am frühesten für die Klinik verwertbare Ergebnisse zu erwarten waren.

In der vorliegenden Untersuchung konnte gezeigt werden, daß *Heilungsstörungen mit steigendem Alter der Patienten signifikant zunehmen*, so nach Appendektomien bei chronischer oder subakuter Entzündung von 2,7 bis 15,4%, bei akuter Appendicitis von 7,3—24,7%, nach Cholecystektomien von 4,9—18,2% und nach Strumaresektionen von 6,2—13,4%. Wenn die Frage nach einer Beziehung zwischen Lebensalter und Wundheilung bisher in der Literatur kaum spezielles Interesse gefunden hat, so muß dies überraschen angesichts der Tatsache, daß sich nicht wenige Publikationen mit den Ursachen einer vermuteten Zunahme von Wundheilungsstörungen in der Nachkriegszeit befaßten; die Bedeutung nach dem Kriege eingeführter Pharmaka (Corticoide, Antibiotica, Phenothiazine, Curare) für postoperative Wundheilungsstörungen wurde ebenso untersucht wie die Folgen des Auftretens antibioticaresistenter Hospitalstaphylokokken [5, 15, 16, 28, 35, 54, 68, 76, 82, 129]; die Auswirkung des nach dem Kriege angestiegenen Durchschnittsalters der Operierten wurde dagegen kaum beachtet. In der Tat sieht man, wie gezeigt wurde, Wundheilungsstörungen heute global betrachtet (z. B. bezogen auf die Gesamtzahl aller durchgeführten Laparotomien) häufiger als vor dem Kriege; Ursache ist aber lediglich einerseits die Zunahme älterer Patienten, andererseits der gestiegene Anteil von Eingriffen, die besonders häufig durch Wundheilungsstörungen belastet sind, wie z. B. Colonresektionen.

Die Quote postoperativer Wundheilungsstörungen ist also nicht, wie vermutet wurde, seit der Jahrhundertwende konstant geblieben; sie ist vielmehr gestiegen, seit die Fortschritte der Chirurgie auf dem Gebiet der Vor- und Nachbehandlung und der Narkose häufiger größere Eingriffe ermöglichen und insbesondere im vermehrten Maße Operationen in höherem Alter erlauben.

Verbesserte Maßnahmen zur Verhütung der postoperativen Wundheilungsstörungen sind darum heute mehr denn je erforderlich. Die Einwirkung
des Alters auf den Verlauf der Wundheilung scheint zumindest auf zwei
verschiedenen Prinzipien zu beruhen, die sich auch in der statistischen Analyse unterschiedlich manifestieren: Der starke Anstieg der Heilungsstörungen
nach bedingt [13] aseptischen Operationen bei älteren Patienten könnte durch
ein Nachlassen der immunologischen Abwehrfähigkeit des Organismus bedingt sein; der andersartige Kurvenverlauf nach streng [13] aseptischen Eingriffen mit einer Zunahme lediglich in den mittleren Altersklassen verlangt
dagegen nach einer anderen Erklärung. Die Richtigkeit der immunologischen
Theorie wird zur Zeit von uns in einem Doppeltblindversuch geprüft.

Die *bakterielle Kontamination der Wunde* als *wesentlicher Faktor für
das Entstehen von Störungen der Wundheilung* konnte sowohl statistisch
als auch bakteriologisch bewiesen werden: Eingriffe, bei denen die Gefahr
der bakteriellen Kontamination groß ist, zeigten signifikant mehr Komplikationen als gleichartige Operationen, bei denen die Wahrscheinlichkeit der
Einschleppung von Bakterien gering ist. Bei nachgewiesener bakterieller
Kontamination der Wunde traten signifikant mehr Wundheilungsstörungen
auf als der statistischen Wahrscheinlichkeit nach zu erwarten gewesen wären.

Der *Einfluß der Grundkrankheit auf die Wundheilung* scheint dagegen
gering zu sein; die Vermutung, daß Operationen bei Tumorkranken häufiger
Heilungsstörungen aufweisen müßten als gleichartige Eingriffe bei andersartigen Grundleiden [72], konnte zumindest für die Stadien der Tumor-
erkrankung, in denen größere Operationen noch durchführbar sind, nicht
bestätigt werden; dies zeigte ein Vergleich der Magenresektionen wegen
Carcinom bzw. Ulcusleiden und der Thorakotomien bei Tuberkulose bzw.
malignen Neubildungen.

Jahreszeitliche Unterschiede in der Wundheilung, die man gelegentlich
zu sehen glaubt und die mehrfach beschrieben wurden, wären theoretisch
vorstellbar; verminderte Widerstandsfähigkeit der Patienten im Winter und
eine gleichzeitige stärkere Gefährdung der offenen Wunde durch Tröpfchen-
infektionen bei Erkältungskrankheiten des Operationsteams kämen als Ursache in Betracht. Signifikante Unterschiede konnten aber trotz der Heranziehung von 20 Operationsjahrgängen bei Gegenüberstellung vergleichbarer
Kollektive nicht ermittelt werden.

Die postoperativen Wundheilungsstörungen wurden bisher im wesentlichen unterteilt in die Infektionen durch Staphylokokken einerseits und
durch Colibakterien und Enterokokken andererseits sowie in die aseptischen
Wundheilungsstörungen. Unter den Erregern der Infektionen glaubte man

---

[13] streng aseptisch = *ohne*, bedingt aseptisch = *mit* Eröffnung bakterienhaltiger
Hohlorgane einhergehend.

eine Dominanz der Staphylokokken mit bis zu 85% [76, 149] erkannt zu haben und innerhalb dieser Gruppe wiederum ein Schwergewicht der antibioticaresistenten Hospitalstaphylokokken; zahlreiche Veröffentlichungen mußten den Eindruck erwecken, daß als wichtigste Quelle dieser Infektionen durch Hospitalstaphylokokken das Personal der Klinik anzusehen sei. Eigene klinische Beobachtungen und bakteriologische Untersuchungen ließen uns schon früh Zweifel an einer solchen Betrachtung des Problems anmelden [53]; die Ergebnisse der vorliegenden Untersuchung haben die Berechtigung dieser Bedenken bestätigt: *Staphylococcus aureus* ließ sich anfangs bei jeder 3. Wundheilungsstörung nachweisen und nach Beginn einer gezielten Bekämpfung seit 1967 nur noch bei jeder 10.; er fand sich nach streng aseptischen Operationen zunächst bei knapp der Hälfte aller Wundheilungsstörungen, später (Juli 1965—Dezember 1968) bei einem Drittel; nach bedingt aseptischen Operationen waren gelbe Staphylokokken für jede 10. Störung der Wundheilung verantwortlich.

Häufiger noch als Staphylococcus aureus oder Colibakterien ließen sich *bei einem Drittel aller Wundheilungsstörungen als Erreger grampositive oder gramnegative sporenlose Anaerobier* nachweisen; sie erzeugen jene Infektionen, die aufgrund ihres intensiven üblen Geruchs in der Klinik als Coliinfektionen bezeichnet werden, während Escherichia coli tatsächlich nur in der Minderzahl vorhanden ist oder ganz fehlt. Bei den Anaerobiern handelt es sich in solchen Fällen überwiegend um Stämme der Bacteroides-Gruppe und anaerobe Streptokokken.

Anaerobier konnten aber auch in seromartigen Störungen nachgewiesen werden, hier waren es meist anaerobe Streptokokken und gelegentlich anaerobe Corynebakterien.

Escherichia coli oder *Enterokokken* ohne gleichzeitig vorhandene Anaerobier waren dagegen mit 15% relativ selten nachzuweisen.

Die in den genannten Zahlen zum Ausdruck kommende Diskrepanz zur Literatur ist unverkennbar; sie ist wesentlich dadurch bedingt, daß bei der Entnahme des Untersuchungsmaterials Verunreinigungen durch Bakterien von der Hautoberfläche vermieden wurden und daß grundsätzlich auch auf Anaerobier geprüft wurde.

Die Untersuchung der *Infektionswege für Staphylococcus aureus* führte zu Befunden, die in mancher Hinsicht zu anderen Schlußfolgerungen führen, als sie in bereits vorliegenden Publikationen [54, 63, 64, 76, 77, 99, 132, 140, 142, 170] gezogen werden.

Wenige dominierende Hospitalstämme waren für rund ein Drittel aller Staphylokokken-Infektionen verantwortlich; die Erreger wurden in die Operationsräume von den Stationen aus eingeschleppt, wo Betten und Pflegepersonal in hohem Maße als Träger von Hospitalstaphylokokken identifiziert werden konnten.

Rund ein Fünftel der Staphylokokkeninfektionen war auf in die Klinik mitgebrachte Eigenstämme der Operierten zurückzuführen, weniger als ein Fünftel auf Stämme, die von Keimträgern im Operationsteam stammten.

Das Problem der Infektionen durch Hospitalstaphylokokken war durch eine verbesserte Hygiene auf den Stationen zu lösen: Nach Einleitung einer regelmäßigen Bettendesinfektion wurden keine Wundinfektionen durch Staphylokokken der bis dahin vorherrschenden Hospitalstämme mehr beobachtet; gleichzeitig ging die Zahl der Träger dieser Stämme unter dem Pflegepersonal erheblich zurück und außerdem sank die Beteiligung von Staphylococcus aureus an postoperativen Wundheilungsstörungen von ursprünglich 36% auf inzwischen 10%.

Infektionen durch Eigenstämme der Patienten dürften durch verbesserte Hautdesinfektionen zu verhüten sein. Voraussetzungen für einen Schutz gegen Infektionen, die vom Operationsteam ausgehen, wurden aufgezeigt.

Nach Operationen, die mit Eröffnung bakterienhaltiger Hohlorgane einhergehen, wurden 3 von 4 Wundheilungsstörungen durch Erreger hervorgerufen, die ihren normalen Standort im Verdauungstrakt haben, wie Anaerobier, Colibakterien und Enterokokken. Als Infektionsweg kamen darum in erster Linie Lücken in der intraoperativen aseptischen Technik in Betracht. Als ein wesentlicher Mangel erwies sich die Abdeckung der Wunde gegen die Bauchhöhle durch Tücher; da beim Arbeiten am offenen Magen oder Darm eine gewisse Blutung vom Schleimhautrand nie ganz zu vermeiden ist, saugen die Tücher das Blut und gegebenenfalls auch Magen- oder Darmsaft auf; mit diesen Flüssigkeiten werden aber auch von der Schleimhaut stammende Bakterien aufgesaugt und gelangen auf die Wundfläche. Durch zusätzliche Verwendung von Folien zur Abdeckung der Wunde gegen die Bauchhöhle konnte die Quote postoperativer Wundheilungsstörungen um zwei Drittel reduziert werden.

Auf die Möglichkeit einer lymphogen-hämatogenen Kontamination der Wunde bei Laparotomien weisen sowohl statistische als auch bakteriologische Befunde hin; so ließen sich Darmbakterien nicht nur in den abführenden Blut- und Lymphbahnen im Abdomen nachweisen, sondern während des intraabdominalen Aktes auch in jeder 10. Probe von peripherem Venenblut. Diese Befunde erinnern an Beschreibungen über die Durchlässigkeit der Darmschleimhaut für Stärkekörnchen und andere korpuskuläre Substanzen [66, 160—164].

Nach den bisherigen Befunden wird man unter bestimmten Bedingungen, z. B. bei zusätzlicher geringer körpereigener Abwehrkraft, auch die Möglichkeit einer lymphogen-hämatogenen Entstehung von Wundinfektionen nach Laparotomien in Betracht ziehen müssen.

Unter den nicht-bakteriellen Faktoren, die für das Zustandekommen von Wundheilungsstörungen von Bedeutung sein könnten, wurden in letzter

Zeit besonders eine gesteigerte Fibrinolyse sowie ein Mangel an fibrinstabilisierendem Faktor (Faktor XIII) diskutiert.

Angaben über eine signifikante Verminderung der Wundheilungsstörungen durch Gaben eines Proteinaseninhibitors zur Verhütung der gesteigerten Fibrinolyse konnten wir im Doppeltblindversuch nicht bestätigen. Zwischen dem Ausmaß der postoperativen Faktor XIII-Verminderung und der Häufigkeit postoperativer Wundheilungsstörungen sahen wir dagegen Beziehungen; ob sich daraus allerdings Möglichkeiten ergeben, die zu einer besseren Wundheilung führen, sollen z. Z. laufende Untersuchungen klären.

Eine Prophylaxe gegen Wundheilungsstörungen durch Antibiotica erwies sich im statistischen Vergleich nicht als wirksam; als Ursache des Versagens konnte eine in der Regel nicht zu überbrückende Diskrepanz zwischen minimaler Hemmkonzentration der in Frage kommenden Erreger und den in der Wunde erreichbaren Gewebskonzentrationen nachgewiesen werden. Im Hinblick auf echte Indikationen für eine antibiotische Prophylaxe, wie offene Frakturen, aber auch Operationen bei perforiertem Magen bzw. perforierter Appendicitis, ist diese Feststellung bedauerlich.

Insgesamt konnte in den vorliegenden Untersuchungen aber gezeigt werden, daß eine erhebliche Verminderung der Wundheilungsstörungen bereits mit relativ einfachen Maßnahmen zu erzielen waren, die in jedem Hause ohne besonderen Aufwand ebenfalls durchführbar sind: Verbesserung der allgemeinen Hygiene auf den Stationen und Beseitigung bisher unerkannter Lücken in der aseptischen Operationstechnik.

Literaturverzeichnis

1. Ahmad, M.: Glucosamine and hydroxyproline content of granulation on different days of wound healing in white albino rats. Ann. Biochem. 21, 295 to 306 (1961).
2. Barnes, B. A., Behringer, G. E., Wheelock, F. C., Wilkins, E. W.: Surgical sepsis. New Engl. J. Med. 261, 1351—1357 (1959).
3. Barnes, B. A., Behringer, G. E., Wheelock, F. C., Wilkins, E. W.: Surgical asepsis: Impressions and facts. Surgery 46, 247—259 (1959).
4. Bassett, H. F., Ferguson, W. G., Hoffmann, E., Walton, M., Blowers, R., Conn, C. A.: Sources of staphylococcal infection in surgical wound sepsis. J. Hyg. (Lond.) 61, 83—94 (1963).
5. Baxter, H. C., Schiller, Whiteside, J., Straith, R. E.: The influence of cortisone on skin and wound healing in experimental animals. Plast. reconstr. Surg. 7, 24—31 (1951).
6. Beck, E., Duckert, F., Vogel, A., Ernst, M.: Der Einfluß des fibrinstabilisierenden Faktors (FSF) auf Funktion und Morphiologie von Fibroblasten in vitro. Z. Zellforsch. 57, 327—346 (1962).
7. Becker, W., Gierhake, F. W., Schwick, H. G.: Die immunologische Bestimmung des Faktors XIII. Vortrag vor der Deutschen Hämatologischen Gesellschaft in Ulm am 18. 5. 1968. In: Immunologische Probleme in der Blutgerinnung. Stuttgart: Schattauer 1969.
8. Becker, W., Gierhake, F. W., Schwarz, H., Schwick, H. G., Volkmann, W.: Faktor XIII-Mangel und Wundheilung (in Vorbereitung).
9. Beck, E., Duckert, F., Ernst, M.: The influence of fibrin stabilizing factor on the growth of fibroblasts in vitro and wound healing. Thrombos. Diathes. haemorrh. (Stuttg.) 6, 485—491 (1961).
10. Beerens, H., Castel, M. M., Fievez, L.: Classification des Bacteroidaseae Abstracts VIIIth International Congress for Microciology, Montreal 1962.
11. Berberich, L. J., Eliassow, A.: Experimentelle Untersuchungen über die Heilung von Hautwunden nach Cholesterin- und Lecithinfütterung. Bruns' Beitr. klin. Chir. 134, 561—566 (1925).
12. v. Bergmann, E., Zit. n. E. Lexer: Lehrbuch d. allgemeinen Chirurgie, 21. Aufl., Bd. 1, S. 69. Stuttgart: Enke 1947.
13. Bernard, H. R., Speers, R., O'Grady, F. W., Shooter, R. A.: Airborne bacterial contamination. Arch. Surg. 91, 530—533 (1965).
14. Bikfalvi, A.: Der antero-axilläre Zugang mit Schulterblattablösung bei Lungenresektion. Thoraxchirurgie 11, 306—316 (1963—1964).
15. Block, W.: Aktuelle Fragen bei Störungen der Wundheilung. Langenbecks Arch. klin. Chir. 289, 42—59 (1958).
16. Block, W.: Wundheilungsprobleme. Berlin-Göttingen-Heidelberg: Springer 1959.

17. Bornstein, D. L., Weinberg, A. N., Swartz, M. N., Kunz, L. J.: Anaerobic infections Review of current experience. Medicine (Baltimore) **43**, 207—232 (1964).

18. Brandis, H.: Die Anwendung von Phagen in der bakteriologischen Diagnostik mit besonderer Berücksichtigung der Typisierung von Typhus- und Paratyphus B-Bakterien sowie Staphylokokken. Ergebn. Mikrobiol. **30**, 96—159 (1957).

19. Burke, J. F., Corrigan, E. A.: Staphylococcal epidemiology on a surgical ward. Fluctuations in ward staphylococcal content, its effect on hospitalized patients and the extent of endemic hospital strains. New Engl. J. Med. **264**, 321—326 (1961).

20. Caldwell, F. T., Donohue, P., Rosenberg, B.: Rate of gain of tensile strength of abdominal wounds in rats. J. Amer. med. Ass. **179**, 773—775 (1962).

21. Carantonis, L. M., Spink, M. S.: Selective salt egg agar medium for pathogenic staphylococci. J. Path. Bact. **86**, 217—220 (1963).

22. Carranza, F. A., Cabrini, R. L.: Histochemical distribution of acid phosphatase in healing wounds. Science **135**, 672 (1962).

23. Caswell, H. T., Schreck, K. M., Burnett, W. E., Carrington, E. R., Learner, N., Steel, H. H., Tyson, R. R., Wright, W. C.: Bacteriologic and clinical experiences and the methods of control of hospital infections due to antibiotic resistant staphylococci. Surg. Gynec. Obstet. **106**, 1—10 (1958).

24. Clark, A. H.: The effect of diet on the healing of wounds. Bull. Johns Hopk. Hosp. **30**, 117—120 (1919).

25. Condie, J. D., Ferguson, D. J.: Experimental wound infections: contamination versus surgical technique. Surgery **50**, 367—371 (1961).

26. Cox, G. E., Nelson, L. G., Taylor, C. B., Davis, C. B.: Alteration of healing responses in experimental wounds in arteries and other tissues by hypercholesterolemia. Aerospace Med. **32**, 25—29 (1961).

27. Crone-Münzebrock, A.: Zur Problematik des Hospitalismus. Chirurg. **32**, 451—453 (1961).

28. Dekleine, E. H.: Observations on the effect of cortisone on wound healing and scar formation. Plast. reconstr. Surg. **9**, 473—477 (1952). Ref. in: Zentr.-Org. ges. Chir. **130**, 290 (1953).

29. D'Istria, A., Filippo di Bella, E.: Experimentelle Untersuchungen über den Einfluß einiger Strahlenarten auf den Wundheilungsprozeß. L'Actinoter **9**, 95—109 (1931). Ref. in: Zentr.-Org. ges. Chir. **55**, 83 (1931).

30. Duguid, J. P., Wallace, A. T.: Air infection with dust liberated from clothing. Lancet 1948 II, 845—849.

31. Dumont, A. E.: Wound healing and extracellular desoxyribosenucleic acid. Ann. Surg. **150**, 799—807 (1959).

32. Dunphy, E. J.: Repair of tissue after injury. Ann. N. Y. Acad. Sci. **73**, 426—437 (1958).

33. Eggerth, A. H., Gagnon, B. H.: The bacteroides of human feces. J. Bact. **25**, 389 (1933).

34. Ehlers, P. N.: ACTH, Trijodthyronin und Cortisons. Ihr Einfluß auf die Wundheilung an Magen und Leber. Langenbecks Arch. klin. Chir. **293**, 120 bis 166 (1959).

35. Ehlers, P. N., Hieronymi, G.: Wundheilung am Magen und Hormone. Langenbecks Arch. Klin. Chir. **291**, 67—79 (1959).

36. v. Esmarch, E., Zit. n. E. Lexer: Lehrbuch d. allgemeinen Chirurgie. 21. Aufl., Bd. 1, S. 69. Stuttgart: Enke 1947.

37. Fichtelius, K. E., Diderholm, H.: Autoradiographic analysis of the accumulation of lymphocytes in wounds. Acta path. microbiol. scand. 52, 11—18 (1961).

38. Fichtelius, K. E., Olerud, S.: On the age and origin of the lymphocytes in wounds. Acta path. microbiol. scand. 50, 297—302 (1960).

39. Fischer, A. M., Mckusick, V. A.: Bacteroides infections: clinical, bacteriological and therapeutic features of fourteen cases. Amer. J. med. Sci. 225, 253 to 273 (1953).

40. Frenzel, W. M.: Aseptische Wunddehiscenzen in der Bauchchirurgie. Inaugural-Dissertation, Gießen 1967.

41. Freudenberg, K.: Grundriß der medizinischen Statistik. Stuttgart: Schattauer 1962.

42. Fuß, H.: Über das Verhalten von aseptischer Störung und Infektion bei der Prophylaxe der excidierten Gelegenheitswunde mit Supronal-, Penicillin- und Supracillinstößen. Langenbecks Arch. klin. Chir. 228, 1—5 (1958).

43. Gierhake, F. W.: Untersuchungen über die präoperative Händedesinfektion. Grenzen der Wirksamkeit von Hexachlorophenpräparaten. Chirurg 34, 433 bis 438 (1963).

44. Gierhake, F. W.: Postoperative Wundheilungsstörungen und Staphylokokken-Hospitalismus. Med. Welt 1966, 2444.

45. Gierhake, F. W.: Wundheilungsstörungen bei aseptischen Eingriffen. Münch. med. Wschr. 110, 371 (1968).

46. Gierhake, F. W.: Probleme der bakteriellen Kontamination. Langenbecks Arch. klin. Chir. 325, 29 (1969).

47. Gierhake, F. W.: Die gestörte postoperative Wundheilung. Habilitationsschrift Gießen 1968.

48. Gierhake, F. W., Brandis, H.: Beitrag zur Epidemiologie postoperativer Staphylokokken-Wundinfektionen. Klin. Wschr. 46, 864 (1968).

49. Gierhake, F. W., Brandis, H., Hoffmann, K.: Statistik und Bakteriologie der postoperativen Wundinfektion. Vortrag vor der Vereinigung Mittelrheinischer Chirurgen am 16. 10. 1965 in Bonn.

50. Gierhake, F. W., L'Allemand, H., Spitzer, G., Müller, C., Braun, D., Hessler, C., Skibbe, G.: Proteinaseninhibitoren und Wundheilung. Ergebnisse eines Doppeltblindversuches (in Vorbereitung).

51. Gierhake, F. W., Hoffmann, K.: Anaerobes as a frequent cause of postoperatives disorders of wound healing. Germ. med. Mth. 13, 338 (1968).

52. Gierhake, F. W., Schoen, H. R.: Untersuchungen über die Wirksamkeit präoperativer Händedesinfektionsmethoden. Chirurg 32, 101—104 (1961).

53. Gierhake, F. W., Stiller, H.: Bakteriologische Befunde bei Wundinfektionen. Langenbecks Arch. klin. Chir. 289, 142 (1958).

54 a. Grün, L.: Die neue Form des Hospitalismus. Chir. Praxis 1958, 401—410.

54 b. Grün, L.: Desinfektion und Sterilisation als Mittel zur Bekämpfung des Hospitalismus. Chir. Praxis 1959, 1—10.

55. Gunn, A. A.: Bacteroides septicaemia. J. roy. Coll. Surg. Edinb. 2, 41 (1956). Zit. nach: D. L. Bornstein u. Mitarb. Medicine (Baltimore) 43, 207—232 (1964).

56. Haferkamp, O., Schlettwein-Gsell, D., Schwick, H. G., Störiko, K.: Serum protein in an aging population with particular reference to evaluation of immune globulins and antibodies. Gerontologia (Basel) 12, 30—38 (1966).

57. Hare, R., Thomas, G. A.: The transmission of staphylococcus aureus. Brit. med. J. II, 840—844 (1965).
58. Harris, F. L., Thomas, C. G.: The effect of topical nitrogen mustard on wound healing. Surg. Gynec. Obstet. 112, 684—688 (1961).
59. Hartzell, J. B., Winfield, J. M., Irvin, J. L.: Plasma vitamin C and serum protein levels in wound disruption. J. Amer. med. Ass. 116, 669—674 (1941). Ref.: Zentr.-Org. ges. Chir. 103, 388 (1941).
60. Hauberrisser, E.: Zur Wundheilung bei Anwendung des Hochfrequenzschnittes unter besonderer Berücksichtigung der Mund-, Kiefer- und Gesichtschirurgie. Bruns' Beitr. klin. Chir. 153, 257—274 (1931).
61. Hegemann, G.: Untersuchungen über die Bedeutung einiger Allgemeineinflüsse auf den Wundheilungsprozeß. Klin. Wschr. 28, 158—160 (1950).
62. Hegemann, G., Beck, H., Wagner, B.: Hospitalismus in der Sicht des Chirurgen. Dtsch. med. Wschr. 86, 593—602 (1961).
63. Henderson, R. J., Williams, R. E. O.: Nasal desinfection in prevention of postoperative staphylococcal infection of wounds. Brit. med. J. II, 330—333 (1961).
64. Henderson, R. J., Williams, R. E. O.: Nasal carriage of Staphylococci and postoperative staphylococcal Wound infection. J. clin. Path. 16, 452—456 (1963).
65. Hermann, W.: Zur Routine-Testung von Bakterien gegen Antibiotica und Chemotherapeutica. Med. Mschr. 8, 192—195 (1954).
66. Herbst, G.: Das Lymphgefäßsystem und seine Verrichtung. Göttingen 1844.
67. Hermannsdorfer, A.: Weitere Beiträge zur Frage des Einflusses der Ernährung auf Wundinfektion und Wundheilung. Langenbecks Arch. klin. Chir. 138, 396—400 (1925).
68. Hinshaw, D. E., Hughes, L. D., Stafford, C. E.: Effect of cortisone on the healing of disrupted abdominal wounds. Amer. J. Surg. 101, 189—191 (1961).
69. Hoedt-Rasmussen, K., Jarnum, S.: Investigations of postoperative hypoalbuminaemia. Acta. chir. scand. 122, 459—465 (1961).
70. Hoffmann, K.: Bakterielle Besiedlung des menschlichen Darmes. Heidelberg: Dr. A. Hüthig Verlag 1966.
71. Hoffmann, K., Gierhake, F. W.: Postoperative Wundinfektionen durch Anaerobier. Dtsch. med. Wschr. 93, 1888 (1968).
72. Hoffmann, V.: Der postoperative Verlauf nach Eingriffen an inneren Organen bei 70jährigen. Langenbecks Arch. klin. Chir. 287, 132—142 (1957).
73. Hohmann, H. G., Hernandez-Richter, J.: Über die Entstehung des Platzbauches. Münch. med. Wschr. 103, 1424—1430 (1961).
74. Hoogendijk, J. L.: Antonie v. Leeuwenhoek 31, 383 (1965).
75. Howard, F., Duval, M. K., jr.: The complications of surgical wounds. Amer. Surg. 26, 781—784 (1960). Ref.: Zentr.-Org. ges. Chir. 167, 11 (1962).
76. Howe, C. W.: Postoperative wounds infections due to staphylococcus aureus. New Engl. J. Med. 251, 411—417 (1954).
77. Howe, C. W.: Prevention and control of postoperative wound infections owing to staphylococcus aureus. New Engl. J. Med. 255, 787—794 (1956).
78. Howe, C. W., Hardwicke, S. H., Lepper, M. H., Liswood, S.: A discussion of the medical and administrative problems involved in the control of staphylococcal and other infections in hospital. Hospitals 31, 47—66 (1957).
79. Howes, E. L., Plotz, Ch. L., Blunt, J. W., Ragan, C.: Retardation of wound healing by cortisone. Surgery 28, 177—181 (1950).

80. Howie, J. W.: Bacteriology in modern medicine. Lancet **271**, 1956 (6950), 951.
81. Hunt, A. H.: The role of vitamin C in wound healing. Brit. J. Surg. **28**, 436—461 (1940 u. 1941).
82. Hunt, A. H.: Wound healing. Proc. roy. Soc. Med. **53**, 41—47 (1960).
83. Hunt, H. L.: Treatment of wounds. Amer. Med. (Philad.) **35**, 418—419 (1929). Ref.: Zentr.-Org. ges. Chir. **49**, 417 (1930).
84. Hupe, K., Roeper, R.: Tierexperimentelle Untersuchungen über die Wundheilung. Brun's Beitr. klin. Chir. **211**, 214—221 (1965).
85. Jantke, W., Weuta, H.: Chemotherapeutische Frühbehandlung und Prophylaxe in der Unfallchirurgie. Münch. med. Wschr. **111**, 662 (1969).
86. Jörgensen, O., Schmidt, A.: Influence of sex hormones on granulation tissue formation and on healing of linear wounds. Acta chir. scand. **124**, 1—10 (1962).
87. Kac, S. A.: Heilung von nichtinfizierten Wunden bei C-Hypovitaminose. Nov. khir. Arkh. **46**, 314—318 (1940). Ref.: Zentr.-Org. ges. Chir. **102**, 475 (1941).
88. Ketcham, A. S., Bloch, J. H., Crawford, D. T., Liebermann, J. E., Smith, R. R.: The role of prophylactic antibiotic therapy in control of staphylococcal infections following cancer surgery. Surg. Gynec. Obstet. **114**, 345—352 (1962).
89. Kienholz, M., Hennes, K.: Die antibakterielle Wirkung von Chlorexidindigluconat. Desinfektion (z. Z. im Druck).
90. Kikuth, W.: Hospitalismus. Langenbecks Arch. klin. Chir. **287**, 65 (1957).
91. Kobak, M. W., Benditt, E. P., Wissler, R. W., Steffee, C. H.: The relation of protein deficiency to experimental wound healing. Surg. Gynec. Obstet. **85**, 751—756 (1947). Ref. Zentr.-Org. ges. Chir. **111**, 16 (1949).
92. Kühnau, J.: Biochemie der Wundheilung. Langenbecks Arch. klin. Chir. **301**, 23—38 (1962).
93. Küster, E.: Geschichte der neueren deutschen Chirurgie. Stuttgart: Enke 1915.
94. Kuntzen, H.: Chirurgische Infektionen. In: Lehrbuch der Chirurgie. 5. Aufl. Hrsg. H. Hellner, R. Nissen, K. Vosschulte. Stuttgart: Thieme 1967.
95. Landerer, A. S. Zit. n. E. Lexner: Lehrbuch der allgemeinen Chirurgie, 21. Aufl., Bd. 1, S. 69. Stuttgart: Enke 1947.
96. Landry, B. B., Nolan, J. O. L., Burns, J. E.: Wound ruptur. Amer. J. Surg. **79**, 787—792 (1950). Ref.: Zentr.-Org. ges. Chir. **126**, 240 (1952/53).
97. Lauber, H. J.: Vitamine und Wundheilung. Brun's Beitr. klin. Chir. **158**, 293—302 (1933).
98. Laurell, G., Lindbom, G.: Wound infections due to staphylococcus pyogenes in a thoracic surgical unit. Acta chir. scand. **121**, 165—175 (1961).
99. Lautermann, R., Grün, L.: Zur Epidemiologie der postoperativen Wundinfektionen in der Gesichtschirurgie. Dtsch. med. Wschr. **83**, 922—924 (1958).
100. Lidwell, O. M.: Sepsis in surgical wounds. Multiple regression analysis applied to records of post-operative hospital sepsis. J. Hyg. (Lond.) **59**, 259 to 270 (1961).
101. Lindner, A., Rudas, B.: Hemmende Sulfonamid- und Penicillineffekte auf das reparative Granulationsgewebe. Wien. klin. Wschr. **73**, 869—870 (1961).
102. Lindner, J.: Die Morphologie der Wundheilung. Langenbecks Arch. klin. Chir. **301**, 39—70 (1962).
103. Lister, J. Zit. n. E. Lexer: Lehrbuch der allgemeinen Chirurgie, 21. Aufl., Bd. 1, S. 68. Stuttgart: Enke 1947.
104. Loiseleur, J. L., Catinot, Thobie, A.: Effect d'un traitement préventif sur l'activité du tissu conjunctif. C. R. Acad. Sci. (Paris) **250**, 2754—2756 (1960).

105. Lyons, C.: Surgery and microbiology. Ann. Surg. **158**, 827—829 (1963).

106. Magyary, G.: Über die Wundheilung nach elektrischen Operationen. Langenbecks Arch. klin. Chir. **169**, 737—753 (1932).

107. Major, H.: Wundheilung und Gewebseiweißverarmung. Langenbecks Arch. klin. Chir. **273**, 869—872 (1953).

108. Malgaigne, Zit. n. E. Küster: Geschichte der neueren deutschen Chirurgie. Stuttgart: Enke 1915.

109. Marek, S.: Einfluß der Hypothermie und lytischer Mischungen auf die Reißfestigkeit der genähten Operationswunden. Zbl. Chir. **86**, 1628—1632 (1961).

110. Maurer, G.: Maßnahme zur Einschränkung des Staphylokokken-Hospitalismus. Langenbecks Arch. klin. Chir. **287**, 80—86 (1957).

111. Maurer, G.: Über Hospitalismus und seine Bekämpfung. Münch. med. Wschr. **100**, 1681—1689 (1958).

112. Mayo, Ch. W., Lee, M. J.: Separations of abdominal wounds. Arch. Surg. **62**, 883—894 (1951). Ref.: Zentr.-Org. ges. Chir. **122**, 90 (1952).

113. McDonald, S., Timbury, M. C.: Unusual outbreak of staphylococcal postoperative wound infection. Lancet **1957 II**, 863—864.

114. McMinn, R. M. H.: The cellular anatomy of experimental wound healing. Ann. roy. Coll. Surg. Engl. **26**, 245—260 (1960).

115. McVay, L. W. jr., Sprunt, D. H.: Bacteroides infections. Ann. intern. Med. **36**, 56—76 (1952).

116. Melchior, E., Rahm H.: Der elektrische Wundstrom und seine Bedeutung für die Therapie. Zbl. Chir. **48**, 816—818 (1921).

117. Meleney, F. L.: Infection in clean operative wounds. A nine year study. Surg. Gynec. Obstet. **60**, 264—276 (1935).

118. Meleney, F. L.: A statistical analysis of a study of the prevention of infection in soft part wounds, compound fractures, and burns with special reference to the sulfonamides. Surg. Gynec. Obstet. **80**, 263—296 (1945).

119. Meleney, F. L.: Zit. n. W. Kikuth u. L. Grün: Zur Hygiene und Bakteriologie des Staphylokokken-Hospitalismus. Dtsch. med. Wschr. **82**, 549—553 (1957).

120. Mörl, F. K.: Klinik der Proteinaseninhibitoren in der Chirurgie. Stuttgart: Schattauer 1968.

121. Natale, L., Midana, A.: Experimentelle Untersuchungen über den Einfluß der Schilddrüse, des Hodens und der Ovarien beim Wundheilungsprozeß. Policlinico, Sez. chir. **38**, 21—30 (1931). Ref.: Zentr.-Org. ges. Chir. **53**, 496 (1931).

122. Neuber, G., Zit. n. E. Lexer: Lehrbuch der allgemeinen Chirurgie. 21. Aufl., Bd. 1, S. 69. Stuttgart: Enke 1947.

123. Ollinger, P.: Zur Frage der Wundheilungsstörungen nach aseptischen Operationen. Bruns' Beitr. klin. Chir. **173**, 230—255 (1942).

124. Orth, H.: Untersuchungen zur Frage einer intraoperativen Durchlässigkeit der Darmschleimhaut für Bakterien. Dissertation Gießen (in Vorbereitung).

125. Papillan, V., Funariu, L.: Der Einfluß des organovegetativen Nervensystems auf den Wundenvernarbungsprozeß. Clujul med. **6**, 277 (1925). Ref.: Zentr.-Org. ges. Chir. **33**, 639 (1925).

126. Peacock, E. E.: Production of polymerization of collagen in healing wounds of rats. Ann. Surg. **155**, 251—257 (1962).

127. Pearce, C. W., Foot, N. C., Jordan, G. L., Law, S. W., Wantz, G. E.: The effects and interrelation of testosterone, cortisone and protein nutrition on wound healing. Surg. Gynec. Obstet. **111**, 274—284 (1960).

128. Penikett, E. J. K., Knox, R., Lidell, J.: An outbreak of post-operative sepsis. Brit. med. J. **1958 I**, 812—814.

129. Pulverer, G., Grün, L.: Staphylokokken in Klinik und Praxis. Stuttgart: Wissenschaftliche Verlagsgesellschaft m. b. H. 1964.

130. Raekallio, J.: Enzymes histochemically demonstrable in the earliest phase of wound healing. Nature (Lond.) **188**, 234—235 (1960).

131. v. Redwitz, E.: Klinische Erfahrungen mit der Anwendung der Chemotherapie in der Chirurgie. Langenbecks Arch. klin. Chir. **264**, 124—157 (1949).

132. Robertson, H. R.: Wound infection. Ann. roy. Coll. Surg. Engl. **23**, 141—154 (1958).

133. Rouche, A.: Cicatrisation des plaies dans l'avitaminose. Chirurgija **5**, 3—11 (1939). Ref.: Zentr.-Org. ges. Chir. **95**, 599—560 (1940).

134. Rubin, S. H., Bornstein, P. K., Perrine, C., Schwimmer, D., Rubin, A. D.: Aureomycin treatment of recurrent cholangitis with liver abscess due to Bacteroides Funduliformis. Ann. intern. Med. **35**, 468—475 (1951).

135. Sackij, A.: Die Mikroflora der Operationswunden. Vestn. Khir. **56/57**, 346 bis 351 (1930). Ref.: Zentr.-Org. ges. Chir. **53**, 143 (1931).

136. Sandberg, N., Zederfeldt, B.: Influence of acute hemorrhage on wound healing in the rabbit. Acta chir. scand. **118**, 367—371 (1960).

137. Sandberg, N., Zederfeldt, B.: Delayed effect of denervation on the healing of skin incisions in the rabbit. Acta chir. scand. **121**, 111—117 (1961).

138. Sandusky, W. R., Pulaski, E. J., Johnson, B. A., Meleney, F. L.: The anaerobic nonhemolytic streptococci in surgical infections on a general surgical service. Surg. Gynec. Obstet. **75**, 145—156 (1942).

139. Seifert, E.: Über Häufigkeit und Ursachen der Wundheilungsstörungen nach Bauchoperationen. Zbl. Chir. **63**, 2402—2408 (1936).

140. Shooter, R. A., Griffiths, J. D., Cock, J., Williams, R. E. O.: Outbreak of staphylococcal infection in a surgical ward. Brit. med. J. **1957 I**, 433—436.

141. Shooter, R. A., Smith, M. A., Griffiith, J. D., Brown, M. E. A., Williams, R. E. O., Rippon, J. E., Jevons, M. P.: Spread of staphylococci in surgical ward. Brit. med. J. **1958 I**, 607—613.

142. Sompolinski, D., Herrmann, Z., Oeding, P., Rippon, J. E.: A series of postoperative infections. J. infect. Dis. **100**, 1—11 (1957).

143. Spelmann, A.: Effect of radio knife on wound healing. Amer. J. Surg. **23**, 364—365 (1934). Ref.: Zentr.-Org. ges. Chir. **66**, 497 (1934).

144. Schauble, J. F., Chen, R., Postlethwait, R. W., Dillon, M. L.: A study of the distribution of ascorbic acid in the wound healing of guinea pig tissue. Surg. Gynec. Obstet. **110**, 314—318 (1960).

145. Schimmelbusch, C., Zit. n. E. Lexer: Lehrbuch der allgemeinen Chirurgie. 21. Aufl., Bd. 1, S. 69. Stuttgart: Enke 1947.

146. Schneider, W., Köster, H. J.: Erfahrungen mit der präoperativen Händedesinfektion. Med. Mschr. **19**, 180—182 (1965).

147. Schönbauer, L., Whitaker, L. R.: Experimentelle Untersuchungen über den Einfluß des vegetativen Nervensystems auf die Wundheilung unter besonderer Berücksichtigung traumatischer Magenläsionen. Mitt. Grenzgeb. Med. Chir. **38**, 500—508 (1925).

148. Schottmüller, H.: Zur Züchtung einiger Anaeroben in der Pathologie, insbesondere bei pueperalen Erkrankungen. Mitt. Grenzgeb. Med. Chir. **21**, 450 bis 490 (1910).

149. Schütz, W., Göpel, H., Rücker, G.: Zur Bakteriologie und Prophylaxe der Wundinfektion. Langenbecks Arch. klin. Chir. **289**, 136—145 (1958).

150. Staley, C. J., Tripel, O. H., Preston, F. W.: Influence of 5-fluorouracil on wound healing. Surgery 49, 450—453 (1961).

151. Stille, W., Brandis, H.: Zur Epidemiologie Methicillin- und Oxacillin-resistenter Staphylokokken. Dtsch. med. Wschr. 90, 2313—2316 (1965).

152. Streicher, H. J., Herion, W.: Hat die experimentelle Splenektomie einen Einfluß auf die Wundheilung und Transplantation. Langenbecks Arch. klin. Chir. 292, 302—305 (1959).

153. Tachdjian, M. O., Compere, E. L.: Postoperative wound infections in orthopedic surgery. Evaluation of prophylactic antibiotics. J. int. Coll. Surg. 28, 797—805 (1957).

154. Tantini, E.: Die Wirkung des Cholesterins bei gleichzeitiger Verabreichung von Sterinlösungen auf den Heilungsprozeß von Wunden. Med. sper. 7, 83 bis 96 (1940). Ref.: Zentr.-Org. ges. Chir. 104, 618 (1942).

155. Thies, H. A., Busch, H., Koch, G., Wendebourg, E.: Neue Erkenntnisse über die Pathogenese und Prophylaxe des Platzbauches. Langenbecks Arch. klin. Chir. 316, 958—959 (1966).

156. Toivanen, P., Hulko, S., Näätänen, E.: Effect of psychic stress and certain hormone factors on the healing of wounds in rats. Ann. Med. exp. Fenn. 38, 343—349 (1960).

157. Trincas, M.: Der Einfluß der Ascorbinsäure auf die Schnelligkeit der Wundheilung. Clinica (Bologna) 6, 594—600 (1940). Ref.: Zentr.-Org. ges. Chir. 103, 10 (1941).

158. Veillon, A.: Sur un microcoque anaérobie trouve dans des suppurations fetides. Soc. Biol. 45, 807 (1893). Zit. n. D. L. Bornstein u. Mitarb. Medicine (Baltimore) 43, 207—232 (1964).

159. Veillon, A., Zuber, A.: Sur quelques microbes strictement anaérobies et leur rôle dans la pathologie humaine. C. R. Soc. Biol. (Paris) 54, 253—255 (1897).

160. Volkheimer, G.: Nachweis von Stärke im Organismus und im Harn nach oraler Stärkeeinnahme. Dtsch. Gesundh.-Wes. 15, 1298—1302 (1960).

161. Volkheimer, G.: Zur Resorption korpuskulärer Elemente durch die Darmschleimhaut und deren Ausscheidung in den Harn. Dtsch. Gesundh.-Wes. 16, 1610—1611 (1961).

162. Volkheimer, G., John, H., Al Abesie, F., Wachtel, S.: Durchlässigkeit der Colonschleimhaut für korpuskuläre Elemente aus dem Darmlumen und deren Ausscheidung im Harn. Dtsch. Gesundh.-Wes. 16, 1651—1652 (1961).

163. Volkheimer, G., Szarvas, F., Al Abesie, F., John, H., Wachtel, S.: Aufsaugung von Polyvinylchlorid-Pulver durch die Dünndarmschleimhaut und deren Abtransport durch die Chylusgefäße. Dtsch. Gesundh.-Wes. 16, 1727—1728 (1961).

164. Volkheimer, G., Wolf, W., John, H.: Über die Durchlässigkeit der Darmschleimhaut für oral verabreichte Muskelfasern. Dtsch. Gesundh.-Wes. 17, 413 (1962).

165. Walter, A. M., Heilmeyer, L.: Antibiotika Fibel. 2. Aufl. Stuttgart: Thieme 1965.

166. Watts, G. T.: Somatrophic pituitary hormone and the latent interval in wound healing. Surgery 47, 88—89 (1960).

167. Weinstein, H. J.: The relation between the nasal-staphylococcal-carrier state and the incidence of postoperative Complications. New Engl. J. Med. 260, 1303—1308 (1959).

168 a. Werner, H.: Otogener Hirnabsceß und Meningitis durch Eggerthella convexa. Zbl. Bakt., I. Abt. Orig. 194, 203 (1964).

168 b. Werner, H.: Zum gegenwärtigen Stand der Diagnostik der gramnegativen anaeroben sporenlosen Stäbchen. Zbl. Bakt., I. Abt. Ref. **197**, 137—158 (1965).

169. Werner, H.: Eggerthella-Arten aus pathologischem Material und aus Stuhlproben. Arch. Hyg. (Berl.) **151**, 492 (1967).

170. Williams, R. E. O., Jevons, M. P., Shooter, R. A., Hunter, C. J. W., Girling, J. A., Griffiths, J. D., Taylor, G. W.: Nasal staphylococci and sepsis in hospital patients. Brit. med. J. 1959 II, 658—662.

171. Williamson, M. B., Guschlbauer, W.: Changes in the concentration of ribonucleid acid during wound tissue regeneration. Nature (Lond.) **192**, 454—455 (1961).

172. Wolma, F. J., Lynch, J. B.: Postoperative complications due to staphylococcus aureus. Surgery **45**, 796—804 (1959).

173. Zhukov, V. G., Navashin, S. M.: Untersuchung der Toxicität einiger halbsynthetischer Penicilline in der Gewebekultur. Antibiotiki **10**, 141—147 (1965).

174. Zimmermann, K.: Die postoperativen Wundinfektionen. Dissertation Gießen 1966.

Sachverzeichnis

Sachverzeichnis

Herstellung: Konrad Triltsch, Graphischer Betrieb, 87 Würzburg